Dedicado a ti.

Acupuntura y Medicina biológica basada en Biopétidos

Prof. Juan Pablo Moltó Ripoll

Ediciones PNA

Datos de autor:
1 edición 2020
© derechos de edición y autor reservados.
Juan Pablo Moltó Ripoll. 21663675K
www. psiconeuroacupuntura. com
www. acupunturacientifica. com
www. cienciasdelaacupuntura. com
© **Juan Pablo Moltó Ripoll**
Diseño de edición equipo de PNA.
ISBN:9798677431760 Independently published

Contenido

Agradecimientos

Escribir un libro como este no ha sido sencillo, la temática del mismo es compleja, se tocan temas complejos al cual un acupuntor no está del todo capacitado, por lo general los acupuntores usamos plantas medicinales en nuestra práctica clínica, nos basamos en su sabor, naturaleza, dirección etc.... y no tanto en sus detalles moleculares y sus acciones sobre las células, sin embargo, eso no debe de persuadir al profesional en la acupuntura en introducir en su quehacer diario sustancias biológicas "nutracéuticos" que refuerce los tratamientos propuestos.

Quiero agradecer sin la menor duda, al Dr. Gustavo Cointry. Investigador independiente del CONICET (Consejo Nacional de Investigaciones Científicas y Técnicas). Ex Jefe de Trabajos Prácticos, dedicación exclusiva, Área Instrumental de Metodología Científica, Facultad de Ciencias Médicas, Universidad Nacional de Rosario, Argentina, y Ex Miembro de la Comisión del Doctorado de la Facultad de Ciencias Médicas, Universidad Nacional de Rosario, Argentina

Su atenta corrección y mejora de los detalles más complejos, así como su ayuda en el desarrollo de nuestras investigaciones en el Instituto Internacional de Acupuntura científica y Ciencias de la Salud.

Por otro lado, agradecer al laboratorio SONAMEX, toda la información técnica necesaria para la elaboración de este trabajo.

Prólogo

Corría el año 2013, en Rosario (Argentina), cuando recibo la llamada de una mujer. Me dice: "Hola, Doctor, Mi nombre es Mariana Colabianchi. Guillermo Báez me habló de Ud. y quisiera que conociera a mi maestro, el Profesor Juan Pabló Moltó, de España. El viene muy seguido a Argentina a dictar cursos de Psiconeuroacupuntura, técnica que él ha desarrollado". Desde luego que acepté. Siempre me había interesado la acupuntura. Conocía a Bernardo Acosta Martínez, de Cuba, que me había mostrado cirugías con anestesia acupuntural y había organizado cursos de bases neurofisiológicas de la acupuntura, dictado por el mismo Bernardo, en Rosario.

Luego me llamó el Dr. Guillermo Báez y me dijo algo así: "Gustavo, sabés que hay una chica que organiza cursos con un español que hace acupuntura y sería bueno reunirnos con él". Con Guillermo, inmunólogo clásico, veníamos trabajando desde hacía un tiempo y habíamos participado en eventos en México y Argentina, siempre con lisadoterapia, enfermedades autoinmunes y tolerancia inmunológica.

Finalmente, pactamos el encuentro en el Hotel Colonial, base de operaciones de Moltó en Rosario, para conocerlo e intercambiar experiencias. Yo, de acuerdo con lo que había dicho Mariana, esperaba encontrarme con su "maestro", un hombre que había desarrollado en su carrera una especialidad nueva, la Psiconeuroacupura. Imaginaba un hombre grande, taciturno, de barba blanca, de hablar pausado, en fin. Puros prejuicios occidentales. Por el contrario, me encontré con un hombre joven, dinámico, de hablar rápido, con muchas ideas y una gran pasión por lo que hacía. Enseguida congeniamos los tres, y encontramos muchas cosas en común. Lo primero es que los tres estábamos de acuerdo en que la ciencia es un método que nos sirve para diferentes especialidades, independientemente de estudiar acupuntura, lisadoterapia o inmunología. Esto nos permitió ver que había grandes puntos en común entre lo que hacíamos. Tanto la lisadoterapia como la acupuntura trabajan en armonía con la biología, sin alterar el funcionamiento celular y orgánico, sino optimizándolo. Esa es otra gran coincidencia que tengo con Juan Pablo Moltó. Intentar ayudar al organismo a optimizar su funcionamiento, mejorando su salud y calidad de vida, tratando de no producir efectos secundarios o indeseables, que están, muchas veces, ya determinados por los efectos que los fármacos pretender inducir en los seres vivos. Efectos que no encajan en el funcionamiento de las células y los tejidos, sino que se contraponen con ellos, en afán de solucionar el problema que aqueja al paciente. Esto no quiere decir que, llegado el caso, tengamos que apelar a medicamentos convencionales. Pero ambos coincidimos que hay herramientas que pueden coadyuvar con las células y tejidos, propendiendo a que el mismo organismo pueda resolver su problema. Sabemos hoy que podemos ofrecer técnicas y productos para "ayudarlo" a mantener o recuperar el estado de salud. Tanto la acupuntura, como la "lisadoterapia" tienen ese objetivo, ayudar a que el organismo cumpla mejor con sus funciones. Estas coincidencias tan profundas hicieron que lo invitara al VI Simposio Internacional de Inmunoterapia y Medicina Biológica, que yo organizaba en la Ciudad de México, en mayo de 2013. El objetivo de este evento es justamente ese, ofrecer estrategias naturales con fundamentos científicos que ayuden al organismo, ofreciendo una alternativa de salud más natural, menos invasiva y más humana. Demás está decir que su conferencia "Qué puede aportar la Psiconeuroacupuntura a la inmunología y a la endocrinología. La ciencia de la psicosomática oriental" fue todo un éxito. De inmediato, decidimos organizar un Curso introductorio de Psiconeuroacupuntura, al año siguiente, también en la Ciudad de México. Fue también un curso que impactó mucho y dejó a la gente con ganas de más. Lamentablemente, los vaivenes de la vida hicieron que no nos viéramos por algunos años. En el 2018, nos reencontramos en

Rosario y parecía que no hubiera pasado el tiempo. Él, como siempre, lleno de proyectos, cursos, libros y viajes y yo, por mi parte, también con bastante trabajo. Pero ahí vimos que la amistad estaba intacta y las ganas de trabajar juntos también. Surgieron ideas de cursos, libros y proyectos que compatibilizan nuestros intereses que, finalmente, es el mismo: tratar de conocer, de aprender, de adquirir conocimientos científicos para mejorar la vida de la gente.

Y en este contexto, aparece este libro. Un libro que, sin duda, es completamente innovador. Aquí, Juan Pablo busca, y lo consigue, integrar los conocimiento occidentales y orientales, dando una visión integradora de los fundamentos y el uso de los lisados o peptonas con biopéptidos naturales. Actualmente, el potencial de los biopéptidos para contribuir a una nutrición más saludable ha sido ampliamente discutido en la comunidad científica. Son considerados una nueva generación de reguladores biológicamente activos. Pero, paradójicamente, tienen una tradición de más de un siglo de uso sistemático en la terapéutica de enfermedades degenerativas y autoinmunes. Para nosotros parece mucho, pero para la medicina tradicional china es muy poco tiempo. Igualmente, como reseña Moltó en el libro, desde la antigüedad existió el uso de extractos de órganos animales para beneficiar la salud. Moltó tiene una gran capacidad para combinar conceptos conceptos tradicionales chinos con la bibliografía científica actualizada, elaborando conceptos que enriquecen el arsenal de quienes práctican acupuntura y otras técnicas orientales

Los primeros capítulos se ocupan del origen de la lisadoterapia como terapéutica, sus bases científicas y, de a poco, se van integrando la concepción oriental de manera natural. Así vemos como los lisados, desde su concepción biológica, tienen muchos puntos en común con la medicina china y pueden sinergizar sus efectos. Esto le permite hacer una descripción detallada de cada uno de los lisados, dentro del contexto de la medicina china y como aplicarlos. La acupuntura, actuando desde el exterior del cuerpo, influye en la fisiología del organismo y los biopéptidos, desde el interior, ayudan a estimular la regeneración de los tejidos y sintetizar proteínas, etc. En definitiva, coadyuvando en la salud de organismo.

Un capítulo muy interesante es el de aborda el uso de hidrolizado de Timo en oncología, donde cuenta, con bases científicas muy actualizadas, cómo no solo ayuda a estimular el sistema inmune, sino que también actúa directamente sobre las células tumorales, bloqueando el proceso de "camuflaje" que hace que los linfocitos T no reconozcan al tumor. De esta manera, se evita el crecimiento tumoral y su migración a otros tejidos en ciertas líneas celulares. Esto puede ayudar mucho a la sobrevida del paciente y mejorar su calidad de vida, independientemente del tratamiento de base que reciba.

Otro punto crucial en la comprensión de los efectos inmunológicos está dado por la inducción de tolerancia inmunológica en pacientes con enfermedades autoinmunes. La tolerancia inmunológica, especialmente la generada en las mucosas intestinales, conocida como tolerancia oral, se conoce desde principios del siglo XX, pero no fue hasta los años 80 cuando Howard Weiner, en Harvard, la propuso como terapéutica para enfermedades autoinmunes. Sin adelantar mucho el contenido del libro, Weiner propuso utilizar proteínas "blanco" de enfermedades autoinmunes (como colágeno tipo II en artritis reumatoide) para inducir tolerancia oral en animales.

Ni bien leí sus primeros trabajos comprendí que lo hacíamos nosotros con los lisados era, sin saberlo, inducir tolerancia oral en pacientes, brindándoles hidrolizados de proteínas "blanco" y por eso teníamos resultados tan contundentes en estos pacientes. Así fue como trabajamos muchos años con Guillermo Báez, aportando casos clínicos e investigaciones originales, publicadas en la literatura científica internacional. Esto fue lo que impactó a Moltó, quien enseguida entendió lo que hacíamos y lo supo combinar magistralmente con la medicina tradicional china.

En definitiva, este libro viene a llenar un vacío de conocimiento, ubicando a los lisados dentro del arsenal terapéutico de la medicina oriental como occidental, aportando evidencia científica actualizada de los beneficios de los biopéptidos naturales y concibiendo una propuesta original para quienes manejan la medicina china. Esto lleva a un sincretismo de ambas concepciones para llegar a una sola medicina integrada con el objeto de mantener o restablecer el estado saludable del individuo. Como dice un viejo adagio: existe una sola medicina, la que cura.

Acupuntura y Medicina biológica basada en biopéptidos

Introducción.

«...siempre fue y será honra del pensamiento médico el estar abierto a toda corriente y conocimiento capaz de ampliar nuestra capacidad de curar». Paracelso

Las medicinas denominadas *biológicas* son muchas y variadas. Podemos decir que una medicina es biológica cuando respeta la fisiología propia del organismo, sea este una bacteria o un homo sapiens. Muchas de las drogas sintéticas actuales de algún modo se imponen a las funciones biológicas naturales, obligándolas a expresarse de modo artificial, por ejemplo cuando damos un inhibidor de la receptación de serotonina de algún modo estamos invadiendo el normal funcionamiento del botón sináptico, generando sin la menor duda síntomas iatrogénicos, fenómeno que no sucede si por ejemplo administramos triptófano que es el precursor de la serotonina, caso hipotético de que faltase este neurotransmisor se pueda sintetizar, siempre atendiendo a las necesidades intrínsecas del propio sistema autoregulatorio. Creo que, un buen clínico debe de tener siempre presente que el organismo es un sistema complejo, que funciona en red, es por ello por lo que dar una sustancia que bloqueé un punto de una ruta metabólica lo considero un error. Error que por lo general se clasifica como efecto secundario de la sustancia administrada. Sin ánimos de ofender, creo que no es un efecto secundario, sino más bien un efecto primario del engatillamiento molecular que se manifiesta en esa cascada biológica que ha sido intervenida con una sustancia que no respeta la biología de esta. En este trabajo vamos a proponer medidas de intervención que sean en la medida de lo posible lo más biológicas posibles, respetando y a todo caso potenciando el organismo en sus funciones que estén alteradas.

En general podemos distinguir dentro de las miradas biológicas las intervenciones **externas** y las **internas**, siendo las externas las que a través de distintos mecanismos estimulan el sistema psiconeuroinmunoendócrino, caso éste el de la acupuntura entre otros, y las internas las que a través de «sustancias biológicas» actúan de igual modo sobre la red, pero por otras vías moleculares. En este tratado voy a hablar de las dos vías para posteriormente poder enlazarlas y hacerlas converger en una terapia innovadora que aúne lo mejor de las dos ciencias, con el fin último de poder aportar recursos terapéuticos al profesional de la salud integrativa y biológica.

La acupuntura es una ciencia muy antigua pero hoy en día esta renovada y actualizada al más alto nivel. Podemos ver multitud de estudios científicos en revistas indexadas de gran impacto que así lo atestiguan. Mi objetivo en este libro será explicarles como la acupuntura puede unirse a la terapia biológica y así poder sumar fuerzas que normalicen el sistema psiconeuroinmunoendócrino. Y también al revés, como desde una medicina biológica se puede sumar estímulos externos que sumen a la acción terapéutica. Para ello, dedicaré unos capítulos a explicar cómo la acupuntura puede entenderse desde un modelo sistémico integrativo y así unirla una terapéutica celular para ayudar a la acción biológica de cada órgano y más importante aún, a la modulación inmunológica en **patologías autoinmunes**.

La acción de la acupuntura como expondré a continuación puede modular el sistema: psiconeuroinmunoendócrino, (PNIE) a través de estímulos en diferentes puntos de acupuntura, parte de este libro expondrá algunos principios en este sentido.

Por otro lado, también voy a centrarme en las modulaciones *internas*, por ello lo primero que tendré que hacer es explicar mejor qué quiero decir con *sustancias que actúan sobre la red PNIE*. Hoy debemos saber, o por lo menos eso intuyo, que existen dos familias generales de drogas:

a) aquellas que una vez ingeridas, el cuerpo y todo el intrincado sistema molecular se ve obligado a reaccionar según los designios de la sustancia administrada, como sucede por ejemplo con los antidepresivos, y

b) aquellas que se suministran al cuerpo, este las puede o no utilizar, ejemplo de ello la administración de sustancias biológicas como pueden ser los aminoácidos o ciertas vitaminas. El cuerpo las absorbe y las utiliza si lo necesita o no, pero sobre todo son sustancias que no se imponen al sistema, pues son o deben de ser constitutivas del mismo.

Cuando digo «las utiliza o no» me refiero a que, si se administra, el organismo las podrá utilizar libremente en aquello que él y solo su sistema necesite.

La Terapéutica Biológica, o celular, será pues un método terapéutico cuyo objetivo es la mejoría o curación del paciente usando sustancias de alto poder vital *que será utilizado por las células en disfunción para promover su reparación, revitalización y/o optimización funcional.*

Los preparados usados por lo general son obtenidos por sustancias naturales, lo que se suele llamar «compuesto biológico», plantas, animales, etc....

En general podemos decir que:

a) No es la sustancia biológica la que produce en definitiva el efecto terapéutico en el órgano o tejido en disfunción, sino que es el organismo receptor el que, por intermedio de su incorporación, se modifica («perfecciona») a sí mismo, concretando a partir de ello la pretendida curación.

b) El fármaco biológico no tiene *per se* capacidad para «imponerse» al órgano en disfunción, sino que, por su naturaleza, solo actúa como arriba señalamos en la medida en que es aceptado e incorporado como propio por el organismo en disfunción.

Antes de seguir y entrar en el tema me gustaría explicar por qué considero esta terapia basada en los lisados como una herramienta a considerar por los acupuntores, para ello me gustaría explicar como la conocí y donde vi el potencial que la misma presentaba.

Estando en Argentina impartiendo mis cursos de Psiconeuroacupuntura, mi delegada de aquellos entonces, la Lic. Mariana Colabianchi, me invitó a que me reuniera con el Dr Gustavo Cointry y el Dr Guillermo Báez, el primero Bioquímico y el Dr Báez, Inmunólogo.

Aquella tarde mantuvimos una conversación sobre los temas que nos interesaban en el hotel Colonial, mi centro de operaciones en Argentina. De aquellas conversaciones salió la invitación para participar en el *Simposio de Inmunoterapia y Medicina Biológica* organizado por el Laboratorio SONAMEX en México. Ahí fue donde realmente los tres estrechamos una amistad que dura hasta hoy. Lo importante de todo esto fue el darnos cuenta de que a la inmunología de algún modo le hacía falta el enfoque de la acupuntura para el tratamiento y control del paciente inmunológico, y a la acupuntura, el hecho de entender que en el mundo de la patología autoinmune si bien se pueden controlar los procesos agudos, la eliminación del TAN se ve impedido por la naturaleza del mismo proceso biológico que lo mantiene, al cual la acupuntura no puede regular por razones obvias.

Enseguida los tres vimos una sinergia que no podíamos dejar pasar. La acupuntura con sus enfoques y sus tratamientos puede y así hace modular la inflamación y con ello controlar ciertos procesos autoinmunes que cursan con brotes. Sin embargo, estas inflamaciones, son producto de una aberración inmunológica, y por desgracia la acupuntura aquí no llega, siendo la lisadoterapia lo que nos falta, pues de algún modo como explicaré, podrá librarnos del temido TAN.

Capítulo 1. La terapia biológica.

«Hay que poner en contacto la enfermedad con la terapéutica, para sostener la vida allí donde los fenómenos de muerte celular predominan sobre los de organización».
Dr. Carlos L. Villar[1]

Introducción

La lisadoterapia poco a poco se ha ido instaurando como una variante de las llamadas terapias biológicas. El padre de esta fue **el Dr. Carlos L. Villar, en Argentina**. Yo personalmente conocí esta herramienta directamente del especialista técnico del mismo laboratorio en Rosario y observé sus resultados en diversos pacientes en la clínica inmunológica del Dr. Báez, sobre todo en patología autoinmune, que es donde me interesaba tener experiencia, pues creo que es una de las pocas terapias que nos puede ayudar a subsanar *la flema/TAN*, como ya iré exponiendo en el capítulo 7, pues creo que ese aporte es fundamental en este libro.

Esta visión ha ido tomando en el mundo una creciente consideración científica, en algunos países han merecido el estatus de «nutracéuticos», esto es, nutrientes con atributos farmacológicos (España o Brasil entre ellos). También en los Estados Unidos les atribuyen similar estatus, llegando a calificarlos, incluso, como **inmunomoduladores**.

Estos compuestos biológicos (lisados) son tejidos animales procesados, utilizados para obtener la reparación celular como mecanismo de curación. Es decir, se constituyen en elementos terapéuticos, aunque también pueden obtenerse del reino vegetal.

El organismo, al tomar estos hidrolizados gracias a un complejo mecanismo molecular, reconoce estas sustancias y las asume como propias, lo que les permite, de acuerdo con las necesidades funcionales de cada órgano, actuar con fines sustitutivos e informativos. Importante este mecanismo de reconocimiento, como veremos más adelante. **En pocas palabras, si administramos un lisado "x" y estimulamos los puntos de acupuntura que tonifican este órgano "x" vamos a conseguir una acción sinérgica tonificadora que nos ayudara a corregir la disfunción biológica, llámese esta, por ejemplo, xu yin de Riñón.**

En este libro vamos a hablar de una terapia **basada en peptonas o Lisados o hidrolizados,** forma de denominar esta estrategia terapéutica, podemos decir que su autor la bautizó como "lisadoterapia". Hablamos del Dr. Villar, médico argentino[2], que tuvo una vida muy intensa en varios campos de la ciencia, sin embargo, podemos decir que el gran desarrollo e investigación apareció determinada por otros países y otros doctores, como la Dra Stern y el Dr Kazahov. Esta ciencia de algún modo tuvo más impacto en otros países que en la propia Argentina, generándose investigaciones en Rusia, Japón y Suiza, quienes intuyeron el enorme potencial de los desarrollos teóricos de la misma, siendo en ellos como por ejemplo el Dr. Kazakov quienes consiguieron que esta terapia tuviera una relevancia mundial. Hay trabajos que señalan que el Dr. Kazakov fue el padre de este enfoque en el año 1940, es decir 39 años después de que el Dr. Villar la desarrollara en Argentina. Esto ha generado un acalorado debate de quien fue o no fue el padre de esta disciplina, es posible que se llegara al mismo destino por diferentes países, siendo Dr. Villar el primero por tiempo y el Dr. Kazakov aún más tarde la hizo más famosa.

Como prueba de estas palabras, el Departamento Nacional de Higiene de Argentina auspicia una presentación a cargo del Dr.

Morera aprobándose los "Lisados" como aptos para su consumo, en el año 1936. Si esto es así, el mérito sin duda es atribuido al **Dr. Villar**, aun cuando en otros países se desarrollará investigaciones más importantes y relevantes

Podemos ver el gran problema que hay al respecto, por ejemplo, el lector puede consultar la página que a continuación presento en ella se comenta que el origen es ruso: http://www.laboratorioproust.com/articulo.asp?idNota=1.

Además, como señalaremos más adelante la forma de obtener los lisados de los rusos es desde el punto de vista de este trabajo limitante en un aspecto fundamental, hecho que explicaremos más adelante. La muerte del Dr. Villar acontece en el año 1907, siendo sus hijos los seguidores de sus trabajos, generando la Sociedad de Lisadoterapia Argentina, de la cual tengo que decir que hay poca actividad, o nula. Es problema de desarrollo teórico creo que es importante, pues sin la menor duda, aunque el origen y el autor inicial fuera el Dr. Villar en la actualidad el máximo exponente en el desarrollo teórico es el Dr. Cointry como iremos explicando. Hoy en día el laboratorio que más seguridad me aporta a este respecto es el laboratorio del Dr. Cointry, que tiene su sede central en la ciudad de México, sus peptonas (Lisados) *Biolisa* son desde mi punto de vista los mejores por estar desarrollados desde un fundamento farmacéutico adecuado, y por otro lado y no menos importante por ser el laboratorio que más iniciativas intelectuales desarrolla al respecto, siendo este trabajo de algún modo potenciado por este espíritu emprendedor del laboratorio SONAMEX.

Mi trabajo no intenta ser un manual de ventas de ningún laboratorio en particular, y no voy a negar mi amistad con el Dr. Cointry. Sin embargo, esto no nos tiene que hacer pensar que hay un interés detrás, simplemente el que me conozca sabrá que mi destino académico siempre está marcado por la innovación-investigación-desarrollo. Yo encontré en las peptonas un tratamiento sinérgico con la acupuntura excelente, y a esto se sumó una amistad. Ahora bien, desde mi punto de vista, el requisito de una peptona para que sea biológicamente activa es su procesamiento farmacéutico que en su momento describiré, si eso se cumple en cualquier otra peptona de otro laboratorio, yo ahí no tengo nada que decir.

El uso de sustancias animales como medicamentos.

Los seres humanos de algún modo siempre hemos intuido que en los órganos residía una especie de fuerza vital, algo mágico, un algo que de algún modo podía ser tomado del otro, nuestros ancestros arrebataban de sus adversarios sus órganos para devorarlos y así comer sus entrañas para de algún modo tomar el espíritu del otro y de este modo ser más fuerte. Siendo que la fuerza residía en el corazón de los hombres este órgano será el más codiciado por los famosos guerreros de antaño. Una especie de canibalismo ancestral que hoy ya no se practica, afortunadamente. Aun así, con fines más terapéuticos pasamos de comer entrañas humanas a partes de animales asumiendo de algún modo que por semejanza así nos curaríamos de nuestros males, como por ejemplo postula la teoría de las firmas, la cual de algún modo nos dice que aquello que comemos fortalece su órgano respectivamente, intuiciones antiguas que, sin embargo, quizás puedan tener algo de cierto.

Podemos ver que en la cultura china el en año 220 d.c el médico Ngo Cau, aplicaba la acupuntura subcutánea medicamentosa, insertando trozos de placenta en puntos de acupuntura, (hoy sabemos la cantidad de cualidades que aporta). En Occidente eran utilizados muchos años antes de Cristo por los romanos, también prácticas de este estilo, de hecho, cada teórico no sé exactamente por qué motivo eligió un animal distinto. Así, Plinio utilizaba órganos de asno, Galeno los de liebre, Discórides los de zorra y Empúrico los órganos de ciervo. Más tarde es Paracelso quien también realizaba estas prácticas y describe su técnica en el tratado de Nummias.

Ya más cerca de nuestra época el trabajo de Brown Sequard, quien descubre la existencia de las hormonas al trabajar con glándulas y desarrolla una terapia que le valió el Premio Nobel de Medicina.

Sin embargo, fue el Dr. Villar quien empieza a desarrollar la lisadoterapia. Los lisados de órganos son productos de la degradación enzimática de la fracción proteica, glándulas y tejidos frescos o desecados o vegetales. De algún modo este enfoque caracterizado por el aporte de elementos vitales, producto de los metabolitos intermedios normales de los tejidos, tales como péptidos, polipéptidos, aminoácidos, hidratos de carbono, oligoelementos, etc.; todos indispensables para el mantenimiento del equilibrio orgánico.

En varios trabajos que he encontrado con respecto al inicio de esta terapia como señale en la introducción, se comentan que sus comienzos se pueden fechar en el 1940, con la escuela médica rusa que sin duda hace un gran desarrollo de estos métodos y se destacan médicos ilustres como Tusnov, Filatow, Stern y Kazakov. En estos mismos trabajos consultados se comenta que, aunque hubo algunos predecesores que "no nombran" la Lisadoterapia se fecha en la escuela rusa, y es curioso pero esos comentarios son de médicos y científicos que desde luego conocían los trabajos del Dr. Villar. No me cabe duda de que esto tiene que ver con que esos mismo médicos y biólogos desarrollaron sus respectivos laboratorios y no será por lo que se observa interesante decir que el laboratorio de Villar fue el pionero, no hay peor ética científica al respecto.

En Suiza también se investigó mucho al respecto con preparados animales, destacando en esta línea el Dr. Alexis

Carrel y Paul Niehans. También son usados por médicos eminentes como el caso de Jonas Salk, creador de la vacuna antipoliomelítica, y Christian Barnard quien se dedicó por entero a la terapéutica biológica.

Algunos trabajos consultados señalan la efectividad de estos medicamentos biológicos:

Es de destacar también el aporte experimental reciente de un grupo de científicos, tales como: Himmerich y Fainberg que estudiaron la influencia de la lisadoterapia en la estabilidad de los coloides, tensión superficial y viscosidad del suero sanguíneo. Experimentaron con un grupo de enfermos con diferentes diagnósticos, observándose que, durante el tratamiento con lisados, la dispersión de los coloides aumentaba en el suero y al final de este se había alcanzado a elevar entre un 10 a un 13 % el valor de la tensión superficial, viscosidad y la dispersión de los coloides.

Borssenko, demostró que el valor de la viscosidad electroforética de los eritrocitos aumenta entre un 20 a un 30 % bajo la influencia de los lisados, explicándose este fenómeno por el aumento de la carga del eritrocito al aumentar la dispersión coloidal.

Egorov, Gazenko y Ozenova observaron la acción antitóxica e inmunizante de los lisados en enfermos con diagnóstico diferentes, estos se trataron con lisados y se observó la tendencia de la forma leucocitaria hacia la neutrofilia. En otros pacientes se provocó anemia, tratándose luego con lisados y observándose un brusco cambio hacia el estado normal. Experiencia similar en conejos: se provocó en un grupo anemia hasta el estado de caquexia, se trató con lisados un pequeño grupo los que se restablecieron en poco tiempo, mientras que el grupo restante empeoraba y moría al poco tiempo.

Bases científicas de los lisados

Los trabajos realizados por la Dra. Stern, directora del Instituto de Investigaciones Fisiológicas de Moscú, le llevaron a sugerir la teoría de que: **"cualquier modificación fisicoquímica o fisiológica de los humores, originan desvíos en el comportamiento de los tejidos y órganos, e inversamente, ciertas acciones sobre los tejidos y órganos producen alteraciones de los humores, los cuales a su vez producen alteraciones en otros órganos y tejidos"**. Es evidente que esta doble vía de comunicación está implícita en el sistema psiconeuroinmunoendócrino.

Estaríamos en este punto hablando de los espacios de Pischinger, hoy llamada matriz extracelular (MEC), los espacios llamados en Medicina China Cou-Li (Maciocia. 2013)[3] y que nosotros asociamos al San Jiao y Maestro Corazón (Moltó. 2018)[4]. Sabemos que los zang fu están como es lógico formados por células, cada zang y fu tiene su propia familia de células, de ello que tengan su propio qi asociado. Esas células dependientes del zang y fu están bañadas en un líquido intersticial y agrupadas en órganos que acomoda un tejido llamado" fascia". El líquido está configurado en esos espacios generados por la misma fascia, aquí es donde entra la teoría del San Jiao y Maestro corazón. Es en estos líquidos es donde la Dra. Stern señala la acción de estas sustancias. Stern junto con sus colaboradores Goldfeld y Chimanovdkaia, creó el concepto de las **"barreras histo-hemáticas"** partiendo de los ensayos de Fouviller, Lefevre D'Arrig y Millet sobre los agentes infecciosos. Este concepto señala que: *"impermeabilidad o resistencia de la barrera de algunos órganos y la permeabilidad o carencia de otros, explican la localización de la infección y el desarrollo de los procesos patológicos en ciertos órganos, mientras otros son refractarios a estos mismos procesos"*.

Cuando se altera la permeabilidad normal de la barrera de cualquier órgano, se produce la alteración de la MEC, produciéndose una aceleración o retardo en el paso de sustancias en las células de ciertos órganos o tejidos. En algunos casos se impide la salida del protoplasma de sustancias celulares y como consecuencia de ello se producirán perturbaciones capaces de alcanzar gran importancia, por ejemplo, ser factores de mutaciones por carga tóxica.

En MTCh sabemos que existen los 6 Zang y los 6 Fu, cada uno tiene su propio Qi que los diferencia. Cuando se rompe esa barrera histo-hemática, el Qi patógeno podría hacer enfermar al zang o fu específico, por mecanismos moleculares hoy fácilmente comprensibles.

Estos investigadores admiten que cualquier modificación que se produzca en la **barrera histo-hemática** trae como consecuencia un aumento o disminución de la permeabilidad a una o varias sustancias, lo que lleva consigo una alteración funcional del órgano en su totalidad. Debemos de saber que es en la *membrana celular* es donde se establece la comunicación de la célula con su entorno y con su núcleo. El núcleo no es más que un almacén de información, es en la membrana donde se manifiesta las acciones más importantes de la célula, podríamos decir que es el cerebro de la misma célula. Es por ello por lo que si se produce una alteración del medio nutritivo sea por causa de alteraciones en la entrada o salida de sustancias que recibe o elimina la célula se puede generar una enfermedad. Es por este motivo que el San Jiao debe de estar en perfecto estado para que sus intercambios metabólicos sean correctos.

Fases de la diferenciación celular bajo conceptos bioenergéticos y generación de la barrera histo-hemática.

Primera fase:

Unión de las células progenitoras. Óvulo-espermatozoide.

El óvulo y el espermatozoide son dos células muy importantes y particulares, pues contienen la mitad del ADN que en las células somáticas, pero en su unión se encuentra toda la potencialidad de generar un nuevo organismo. En su seno están compuestos por Jing que es su contenido (ADN) y la información que este contiene (YuanQi). El ADN está compuesto de las bases nitrogenadas, en ellas se codifica toda la información que se traducirá al lenguaje de las proteínas para dar lugar al organismo en su totalidad. En este sentido entendemos que el Jing es materia física compuesta por las moléculas que componen el ADN y el Yuanqi es la información que se expresa en la construcción del organismo.

Una vez se unen, (día cero) comparten y generan su primera división, generando el cigoto. Esto es el primer día después de la unión de los dos progenitores.

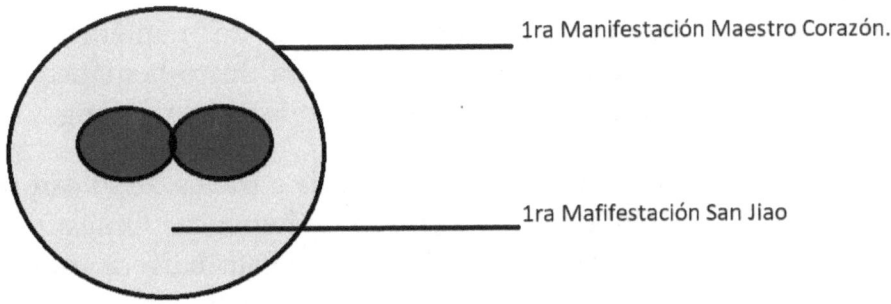

1ra Manifestación Maestro Corazón.

1ra Mafifestación San Jiao

Como podemos observar, esta primera célula Totipotente, se dividirá en dos células, que pronto se dividirá en cuatro, generando el embrión, luego en ocho, luego en dieciséis, siendo en el quinto día donde se genera el blastocito. Estas células aún no se han diferenciado en órganos Zang-Fu. Será el entono San Jiao quien marcara los genes que se tienen que activar y cuáles no para que se vayan diferenciando en diferentes linajes celulares, es aquí donde la medicina china nos habla de los meridianos y de su Qi. En biología se sabe que las células irán recibiendo mensajes de su entorno que las irá diferenciando en sus respectivos linajes somáticos. Este entorno actúa como marcador epigenético. Es obvio que la tradición antigua no podía saber de la existencia de estos marcadores moleculares, siendo la metáfora de los meridianos y Qi la que le sirvió para describir las observaciones que acontecían en la formación del embrión. Podemos decir que el San Jiao, Medio externo servirá como marcador molecular para desencadenar los factores epigenéticos que señalaran a las membranas celulares en esa diferenciación.

Las membranas en este estado del desarrollo están formadas por el Maestro Corazón y el medio externo por el San Jiao, líquido intersticial.

Es el Qi, ese concepto abstracto que hoy en biología se conoce como factores de activación epigenéticos que hacen que ciertos genes se expresen y otros no a través de la metilación, y las histonas, generando así las diferentes células que pueblan nuestro organismo. Si bien estamos hablando de la morfogénesis, es necesario entender este proceso, pues ahora a partir de este momento, es donde se debe de mantener, este equilibrio diferenciado, siendo la barrera histo-hemática su punto de equilibrio entre las fuerzas dinámicas del yinyang.

Cuando ese Qi ya ha orientado a esa célula a través de su campo (Meridiano) esa célula se reconoce como "hepática" "intestinal" etc... gracias a su barrera histo-hemática. Esta barrera está en contacto directo con los espacios intersticiales generando el metabolismo y demás funciones celulares.

En resumen, podemos decir que cualquier modificación de las barreras histo-hemáticas rompe la armónica interdependencia que debe existir entre los órganos y sistemas del organismo.

La contribución que ha tenido la química en la medicina ha permitido aclarar las cuestiones de la fisiología normal y patológica y ha sido decisiva en la formulación de la teoría de Kazakov sobre los lisados de órganos. Podemos señalar que hoy conocemos los mecanismos que hacen que la administración de un lisado determinado tenga una acción en un órgano concreto. **Podríamos señalar en este punto que los lisado poseen el Qi necesario para mejorar la pulsión energética del tejido homólogo al que pertenecen** como iremos explicado más adelante. Podemos administrar el lisado de "hígado" para fortalecer las funciones de este, por ejemplo. El mérito de este científico fue interpretar la interdependencia entre los órganos. En su teoría acentúa el carácter profundamente dinámico de la interdependencia de todos los procesos en los organismos vivos.

Estos procesos según Kazakov, se hallan en constante equilibrio inestable en el estado normal del organismo vivo y el fin de la ciencia médica debe ser el de estudiar las condiciones necesarias para mantener el estado inestable de los procesos metabólicos, observar y estudiar la dinámica del metabolismo, llegar a conocer las perturbaciones patológicas resultantes de esa dinámica y finalmente esforzarse para corregir esas perturbaciones.

Se debe recordar que la construcción del protoplasma celular es una consecuencia de la desintegración y formación de las moléculas proteicas, por lo tanto, el metabolismo proteico se basa fundamentalmente en la asimilación y desasimilación, y por lo tanto el metabolismo proteico ocupa un lugar destacado en los procesos patológicos. Y como debemos de saber, ese metabolismo debe de ser óptimo para no generar el TAN interno que tanto perjudica a la buena dinámica del Qi.

Según los trabajos de Fischer y Abderhaldem, las proteínas como tales no pueden ser asimiladas, ni aún los polipéptidos de alto peso molecular, y son los aminoácidos y péptidos de bajo peso molecular los que pueden ser asimilados y usados ambos en la síntesis proteica como unidades básicas. Es obvio que nuestro organismo debe de asimilar proteínas y sustancias externas a nuestro cuerpo, pero para tal fin, debe de eliminar los campos morfogenéticos de los cuales se deriva, para ello, debe de reducirlas a moléculas de bajo de peso molecular, con tal fin de eliminar en lo máximo su Qi de origen, y que el organismo receptor lo pueda volver a utilizar, e imprimir su Qi (Yuan-QI). Sin embargo siempre quedará una impronta que de algún modo nos podrá ser útil en las propuestas terapéuticas que a continuación iremos exponiendo.

Este concepto creo que se debe de explicar más profundamente.

Como sabemos cuándo tomamos un alimento el "Bazo" a través de su acción lo separará en dos partes, por un lado, tomará su información GuQi que separará de su materia (Proteínas, Grasas, hidratos de Carbono etc...) ese GuQi lo llevará la caja torácica, donde se unirá junto al Qi-limpio o ShongQi generando el ZhonQi. Este Zhong Qi a través del Qi vertical descenderá al mingmen donde será mezclado con el YuanQi (YuanQi, será mi sello energético). Ese YuanQi junto con el ZhongQi generará mi ZhenQi que a su vez se dividirá en RongQi o Qi de los meridianos y en WeiQi o qui defensivo. Aquí lo importante es saber que el RongQi es el Qi que hace que mis células construidas de esas proteínas, aminoácidos etc... que vinieron del exterior sean mías ahora, pues llevan mis factores de reconocimiento celular RongQi.

Los lisados, al poseer biopéptidos de bajo peso molecular, son rápidamente asimilados por nuestro organismo, y su RongQi es atraído por el órgano-Zang homólogo dándole a esta acción una de sus acciones terapéuticas, como veremos más adelante.

Entonces, como sabemos, existen fundamentalmente dos fuentes de ingresos de aminoácidos (AA) y péptidos de bajo peso molecular (PBPM): la primera es la que aporta el mismo organismo, es decir una fuente endógena y son productos de la autolisis de las células; la segunda fuente es la exógena y son portadores de estos elementos los alimentos, pero en forma de proteínas.

Cualquiera sea el origen, estos AA y PBPM sirven para la reconstrucción celular de los órganos, es decir constituyen los llamados elementos plásticos para la elaboración de proteínas. Existe además un factor importante en el proceso de asimilación y desasimilación: una interdependencia entre órganos con respecto a estos elementos.

Según los autores citados, los órganos se encuentran en una constante autólisis y estos productos son volcados al torrente sanguíneo y por medio de los procesos de sinergismo y antagonismo se derivan hacia los órganos en reconstitución. Es decir, siempre va a existir un continuo proceso de reconstrucción y modelaje del cuerpo humano, de hecho, esto es lo parte de lo que define un organismo vivo, a saber, su capacidad de autor-regenerase. Como sabemos, hay puntos de acupuntura que ayudaran junto con la administración de lisados a optimizar esa función. Este equilibrio dinámico y la actividad funcional del órgano se resienten cuando este deja de recibir cualitativamente y cuantitativamente los aportes plásticos y entra en un proceso de hipo-función. Hay que tomar en cuenta también que existe un catabolismo de aminoácidos, que no quedan "dando vueltas" siempre en el organismo, disponibles para formar más proteínas, sino que parte se eliminan, generalmente por orina.

Basado en estos conceptos, Kazakov enuncia su teoría **quimioplástica** de acción recíproca de los órganos, haciendo también hincapié en el hecho de que, en la interdependencia, las funciones de asimilación y desasimilación, junto a la acción plástica, son de fundamental importancia para mantener los equilibrios inestables. La interpretación de este autor del sinergismo y antagonismo explica que la aceleración o retardo de los procesos plásticos, significan refuerzo o disminución del grupo específico de células que componen el sustrato natural y material del órgano y que son el origen de todas sus funciones por más complejas que estas sean.

En la misma época de la Dra. Stern, Kazakov en el Instituto Científico Experimental del Metabolismo y Perturbaciones

Endócrinas de Moscú, realizaba investigaciones sobre la influencia de los lisados de órganos en la terapia de enfermedades. Parece ser que hubo un bum y muchos médicos se sumaron a esta propuesta, tanto en Europa como en Japón se desarrollaron bastantes iniciativas.

Podríamos decir que, la salud consiste en cierta forma una condición equilibrada del metabolismo, la enfermedad no será otra cosa que la alteración patológica de las formas del metabolismo, es decir que el organismo debe ser considerado como un todo que se apoya en el metabolismo dinámicamente equilibrado. El estado fisiológicamente normal de un organismo supone la normalidad de los procesos de:

a- asimilación y desasimilación de elementos plásticos;

b- entrada proporcional de los productos de la actividad celular en el sistema humoral del organismo;

c- equilibrio cualitativo y cuantitativo de estos productos;

d- desintegración de estos productos a través del metabolismo y la nueva síntesis o eliminación.

Cuando el metabolismo funciona normalmente, la cantidad de ácidos bases en la sangre, tejidos y órganos, son exactamente las que le son propias. El equilibrio integral del sistema implica también el equilibrio del pH del medio. Sin embargo, el desequilibrio modificará este pH, debido a la presencia de productos metabólicos que no fueron oxidados por lo que la matriz extracelular tenderá a la acidez. El cambio de la acidez del medio es un indicio de la perturbación del metabolismo y debe ser considerada como el núcleo del cual parten ramificaciones que son las enfermedades más diversas. Hoy por ejemplo sabemos que los espacios intersticiales que rodean a un tumor son ácidos, mientras que el interior del tumor es alcalino. Como podemos observar aquí hay puntos importantes que desarrollar.

Los ácidos carboxílicos tienen como origen el metabolismo de las proteínas, de los carbohidratos y de los lípidos, los que se degradan normalmente hasta anhídrido carbónico y agua por oxidación biológica. Cuando el metabolismo normal se ve perturbado, la oxidación también se ve perturbada y la acumulación de estos ácidos paraliza o retarda el metabolismo intermedio, y por ende la liberación de energía, elemento esencial para otras síntesis y trabajo mecánico. La debilidad general observada en los organismos enfermos es una consecuencia evidente de la perturbación del metabolismo y de la acidez del MEC. Una consecuencia inmediata de la variación de estos dos factores es la disminución de los elementos plásticos necesarios para la reconstrucción del protoplasma, pues el metabolismo proteico es el primero en resentirse como consecuencia de la variación del pH.

Objetivo de lisadoterapia.

Si estudiamos en profundidad la propuesta de la lisadoterapia, pronto nos damos cuenta de que encaja muy bien con miradas sistémicas de la enfermedad, podemos señalar que el MEC puede ser determinante en los procesos de perdida de equilibrio funcional de la misma. En MTCh ese medio está formado por los espacios Cou-li que forman el San Jiao. Ahora cabría preguntarse y ¿Cómo ese medio externo a la célula se perturba? Aquí entraría la teoría del Tan o humedad interna, que podría entender en parte por un terreno ácido.

Según los postulados de la lisadoterapia, estos actúan en la dinámica del metabolismo y permiten por medio de pequeñas modificaciones cuantitativas en los productos del metabolismo intermedio, producir enormes modificaciones cualitativas en toda la dinámica del metabolismo del organismo enfermo. Este es un método moderno y eficaz que influye en el metabolismo intermedio, interviniendo en forma activa en este, devolviendo al organismo el equilibrio bio-químico y bio-físico, en sus etapas más importantes.

–Los preparados biológicos de este tipo, actúan como excitantes y su efecto terapéutico se explica por la reacción del organismo a esa excitación.

–La excitación es específica y actúa sobre el órgano homólogo al del preparado.

Es por ello por lo que podemos darlos bajo la teoría del WuXing.

Con preparados de esta naturaleza no hay "trabajo extra de los jugos celulares", que en estado de enfermedad su potencialidad está nula o muy comprometida, siendo incapaces de desintegrar sus productos de desechos. También se evita el shock anafiláctico debido al suministro de proteínas en un momento crítico.

Según los trabajos de Beus se inyectaba alcohol etanol, observándose una excitación del sistema retículo-endotelial seguida de un aumento de leucocitos; esta misma experiencia se repitió inyectando el alcohol con lisado, no observándose ningún tipo de la acción mencionada. Nuevamente se realiza la experiencia inyectando leche y leche asociada al lisado, observándose primero una nítida leucocitosis, ausente cuando la leche se asociaba a un lisado.

Por otro lado, para comprobar su seguridad Rumiantzev y colaboradores trabajando con ratones, inoculó la dosis terapéutica aumentada 20 veces, no observándose ningún tipo de complicaciones, ni siquiera a nivel intestinal; el análisis histológico del páncreas, hígado, glándulas suprarrenales y tiroides, no evidenció trastornos y los animales de experimentación se comportaron con absoluta normalidad.

Según los trabajos de Kazakov podemos señalar que los lisados tienen:

-influencia sobre la dispersión de los sistemas coloidales del organismo;

-acción sobre el metabolismo del sistema nervioso y a través de él, sobre toda su esfera de relaciones y funciones;

-función inmunizante por acción biológica y neutralizante de las sustancias tóxicas;

-aporte material plástico para la regeneración de órganos y tejidos;

-influencia en el equilibrio ácido-base.

Capítulo 2. La lisadoterapia y Medicina china

En esta terapia biológica se utilizan «hidrolisados proteicos» con el objetivo de nutrir celularmente los Zang/Fu y tejidos. Es evidentemente que es una terapia enfocada al **Yin.** Pues como sabemos el yin es nutrición y el yang es función.

Por otro lado, y no menos importante, también está en genera enfocada a los procesos por xu y crónicos.

En Medicina China sabemos que por desgracia multitud de nuestros pacientes acuden al consultorio por presentar cuadros de insuficiencia (Xu) asociada a la xue o al yin, como:

- Xu xue-yin H
- Xu xue-yin C
- Xu yin E
- Xu Yin P
- Xu Yin R

Esta terapia va a aportar un instrumento a este cuadro de deficiencia, aunque también será útil en otros campos como la **patología autoinmune**, de algún modo aumentando la tolerancia oral, y rehabilitando el sistema inmunológico (SI) para así dejar de producir la reacción inmunológica de autoagresión que mantienen el TAN, como veremos en el capítulo 7.

Podemos adelantar que la Lisadoterapia va a estar enfocada básicamente en:
- Distonias por xu, y
- Distonias por humedad/Tan.

Como se obtienen estos reguladores biológicos

Estos preparados, para considerarse hidrolisados, o llamarse lisadoterapia, o que los elementos puedan ser calificados como inmunorreguladores **deberá de tener ciertas características,** pues si no es así se podrá confundir con otras propuestas terapéuticas biológicas, como puede ser la organoterapia la enzimoterapia etc... Es decir, estas sustancias deben de procesarse de una forma determinada a la hora de obtenerlas, pues si no se hace así no actuarían como proponemos.

La Lisadoterapia significa técnicamente la curación por lisados, ahora como sabemos "lisar" significa romper, en concreto una molécula proteica

1) **Origen de los lisados**, animal de especie bovina, ovina, porcina, cobayas, etc. nunca de cepas humana, por razones éticas, también existen lisados que provienen de proteínas vegetales. Esto garantizará el reconocimiento organomolecular y su consecuente **órgano especificidad**. Este reconocimiento no se da si los tejidos donantes pertenecen a otras especies muy distintas con biotipos muy alejados a los humanos como pueden ser: aves, peces, ofidios, etc. Por ejemplo, el "cartílago de tiburón", resultan muy poco o nada reconocibles por una célula cartilaginosa de un mamífero, por ello carece de órgano especificidad, aunque en el caso del cartílago de tiburón tenga otras acciones terapéuticas, nunca serán las mismas que las de un animal con un biotipo más similar al humano.
Ello no quiere decir que su ingesta no favorezca en nada a un reumático, pero lo hará exclusivamente por su aporte de aminoácidos y no por tener acción **molecular bioespecífica**.

2) Técnica de su preparación, para ello se asegura que las proteínas del donante no sean alteradas en su estructura o desnaturalizadas. Quiero señalar aquí que este enfoque no tiene nada que ver con la *organoterapia homeopática o la micro-inmunología*, terapias interesantes pero que no tienen nada que ver con la propuesta. Los lisados son el resultado de la ruptura de una molécula proteica, a través de unos procesos determinados.

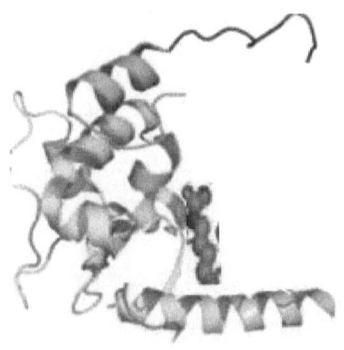

Hoy en día sabemos muy bien las funciones de las proteínas en general, pues son las encargadas de mantener los procesos vitales, en realidad casi todo son proteínas. Las proteínas son macromoléculas de alto peso molecular con múltiples funciones en el organismo. Debemos de saber que su estructura tridimensional de algún modo determina su función. Como podemos ver en la fotografía anterior son estructuras altamente complejas. Esta estructura le confiere el rol en cuanto su función específica. Su forma es igual a su función y sus funciones pueden ser: Estructurales, (p.e colágeno), reguladora (p.e insulina), transportadora (hemoglobina), Defensiva (anticuerpos), enzimática (sacarasa), contráctil (actina y miosina), entre muchas otras.

Las proteínas pueden ser simples, generadas por aminoácidos, o complejas en las cuales aparte de aminoácidos también encontramos otras sustancias, como por ejemplo Fe.
Las proteínas que tomamos de la dieta son degradadas a péptidos más pequeños, en este caso se llaman péptidos de bajo

peso molecular, e incluso pueden descomponerse hasta sus componentes más esenciales, los aminoácidos.

Los aminoácidos:

Tenemos 20 aminoácidos de los cuales 8 se consideran esenciales, por ser únicamente suministrados por la dieta, no se pueden sintetizar dentro de nuestro organismo como sucede con los demás. Podemos decir que un humano medio recambia al día de 100 a 250 gramos de proteínas al día.

Estos ocho aminoácidos son:
   ✓ Isoleucina: interviene en la reparación y regeneración muscular.
   ✓ Leucina: igual que la anterior.
   ✓ Lisina: influye en el crecimiento, reparación de tejidos y generación de anticuerpos y síntesis de hormonas.
   ✓ Metionina: colabora en la síntesis de proteínas y constituye la principal limitante en las proteínas de la dieta, limita el nivel de alimento que se va a destinar a utilizar a nivel celular.
   ✓ Fenilalanina: Interviene en la formación de colágeno y diferentes neurohormonas.
   ✓ Triptofano: Crecimiento y formación de hormonas, y en la síntesis de serotonina y melatonina.
   ✓ Treonina: ayuda al hígado a depurarse.
   ✓ Valina: Mantiene los diversos sistemas, y balance de nitrógeno.

Desnaturalización proteica.

La desnaturalización de una proteína consiste en romperla, es decir, lisarla en trozos más pequeños, perdiendo su estructura. Esta lisis se puede mediar a través de calor, acidez o alcalinidad. Pero esta lisis es inespecífica, esto es que se rompe por cualquier punto de la cadena proteica. En un caso de hidrólisis total (hidrólisis ruptura) de la proteína se liberan los aminoácidos.

Para que la lisadoterapia sea eficaz y consiga su objetivo, y esto es muy importante la hidrólisis no debe ser ni:

- Térmica
- Ácida
- Alcalina

Debe ser:

- **Enzimática.**

La hidrólisis enzimática.

La hidrólisis enzimática es "específica", esto es, que siempre se lisa la proteína por el mismo lugar, y se obtiene los mismos fragmentos de peso molecular reducido, necesario para garantizar la función biológica adecuada. Esto hay que tenerlo en cuenta, pues no todos los laboratorios presentan esta forma de lisado.

La lisadoterapia lo que hace es tomar una proteína derivada de un tejido y lisarla, es decir, hacerla en trocitos más pequeños, así esté preparado actúa específicamente sobre el órgano que pretende nutrir. Es decir, mantiene el yuanQi (Moltó 2014). Es importante esta acción pues conseguimos especificidad. El secreto de esta especificidad de órgano está dado por los biopéptidos. Pero ¿qué son los biopéptidos? Han sido definidos como fragmentos específicos que tienen un impacto positivo sobre las funciones del cuerpo o condicionan e influyen sobre la salud. Los biopéptidos tienen una contribución muy importante en la regulación y modulación metabólica. Estos compuestos son estructuralmente diversos y tienen un amplio espectro de acción terapéutica y alta bioespecificidad para los objetivos. La mayoría de los biopéptidos están compuestos de aminoácidos metabólica y alérgicamente tolerables, y tienen una larga historia de uso, por lo que no poseen por ningún efecto secundario, y son reconocidos como seguros y no tóxicos. Han sido considerados una nueva generación de reguladores biológicamente activos. Pueden utilizarse para el tratamiento de varias condiciones médicas y mejorar la calidad de vida. Algunas de las actividades reportadas incluyen: antihipertensión, agonistas o antagonistas opioides, actividades inmunomoduladoras, antitrombóticas, antioxidantes, anticancerígenas y antimicrobianas, además de la utilización de nutrientes. La función exacta de los biopéptidos depende sustancialmente de sus estructuras, que a su vez dependen de la naturaleza de su proteína de origen, de la especificidad de la enzima utilizada y las condiciones de producción. Aunque los péptidos purificados pueden identificarse para estudios mecanicistas y de estructura-función, el uso de hidrolizados crudos o fracciones que contienen los péptidos bioactivos parece más factible para la formulación de nutracéuticos. Por eso en este libro hablaremos de hidrolizados crudos de proteínas, a los que llamaremos indistintamente, lisados o peptonas.

Teniendo en cuenta esto, Cointry propuso que esta terapia actúa sobre tres escenarios[5]:

a) Administración de aminoácidos esenciales.
b) Administración de biopéptidos naturales
c) Generación de efecto de Tolerancia oral por administración de antígenos homólogos en enfermedades autoinmunes.

De las tres acciones, evidentemente la b) y la c) son de suma importancia, pues la a) desde mi punto de vista no es interesante, creo que hay mejores formas de administrar aminoácidos, más agradables al sabor y menos costosos, sin embargo, esta terapia promete en el punto b y c, de los cuales tendremos que desarrollar a continuación, ya que son las grandes aportaciones de esta terapia.

Acciones conjunto a la Medicina China

Con respecto a las acciones que vamos a proponer nos centraremos en los puntos b y c.

El punto c, sin la menor duda será el más sencillo, pues de algún modo lo que haremos será nutrir el yin y la xue de nuestros pacientes que tengan cuadros de xu. Con respecto al punto c, el aporte de la acupuntura y la inmunomodulación con estas sustancias creo que es el punto de partida más importante de este trabajo.

Capítulo 3. Los lisados y la medicina china

Potenciación Yin de los Zang/Fu y tejidos:

Estos preparados tienen la capacidad de **estimular la síntesis y duplicación celular** y de actuar específicamente sobre determinados órganos. Una vez ingeridos, estos péptidos llamados también **factores de crecimiento o biopéptidos,** se distribuyen en los vasos sanguíneos (Xue) y antes de ser captados por el hígado para su degradación, se unen a receptores celulares específicos del órgano diana, allí desencadena una respuesta intracelular que va a culminar en el núcleo, modificando la expresión génica. Esto puede inducir una replicación del ADN, aumentando el poder de regeneración del órgano, ya que hace que el ADN pase de la fase S (reposo) a la fase G2 (duplicación). También puede bloquear o estimular ciertos genes que van a inducir la síntesis de determinadas proteínas que van a generar un beneficio para la salud. Algunas de las actividades reportadas incluyen: antihipertensión, agonistas o antagonistas opioides, actividades inmunomoduladoras, antitrombóticas, antioxidantes, anticancerígenas y antimicrobianas

Según la hipótesis de la lisadoterapia, estaríamos fortaleciendo **directamente el Yin.** Hoy sabemos que en MTch los patrones por deficiencia de Yin son los más costosos de recuperar, esta terapia nos brinda una gran oportunidad en este sentido.

Dentro de los lisados podemos encontrar diversos laboratorios que nos pueden brindar esta posibilidad, en diversos países, recomiendo consultar la base de datos de cada país y comprobar quien los suministra. Yo voy a poner los productos *Biolisa* que ofrece el laboratorio SONAMEX porque es el que mejor conozco, pero opino que lo mejor es que usted consulte en su país y busque algo similar, lo importante es cómo están hechos, que se respete su forma de fabricación.

A continuación, voy a exponer los más utilizados[6].

Lisados

Cerebro plus.

Actúa sobre el sistema nervio y sistema neurovegetativo. Posee biopéptidos que son neuroprotectores, neuroplásticos y mejoran la sinapsis neuronal. Esta pues indicado en alteraciones neurológicas y neurodegenerativas.

En Neurocraneacupuntura lo solemos utilizar en las redes biosistémicas de rehabilitación neurológica. Pues actúa como factor de reciento con lo importante de este fenómeno en este tipo de alteraciones. Por ejemplo, está muy indicado en accidentes cerebro vasculares, alteraciones como ansiedad, insomnio crónico, angustia, arritmias, etc...

Por otro lado, y precisamente por el mismo efecto de estímulo será el factor de crecimiento indicado en las demás redes, como potenciador de nuevas sinapsis, sin embargo, en la neurológica su uso está directamente indicado en las demás redes es complementario.

Es útil en los estados de estrés. Como sabemos el estrés es un factor secundario a una pasión, que si se prolonga en demasía en el tiempo va a generarnos un cuadro de distonía por xu de yin y yang. Este factor lisado será un gran protector más allá de que el clínico se centre en el origen de ese estrés y lo aborde de forma sistémica.

Hígado plus.

Este será muy importante como desintoxicador, debemos de saber que el hígado es uno de los órganos más afectados en las sobre cargas toxicas. Ayuda mucho a la regeneración hepática.

Luego este producto estará indicado en pacientes con alteraciones del propio órgano. Insuficiencia hepática, hepatitis crónica, también lo podremos usar en patología de viento cursa con alergias.

También es bueno saber que nos ayuda a eliminar el calor humedad en Vesícula biliar.

Páncreas

En este caso se utiliza como regulador de la glucemia (esta función estaría estrechamente relacionada con la función del Bazo. Recuerden que en MTch el Bazo y el Páncreas están asociados)

Esta pues indicado en hiperglucemia, diabetes de distintos tipos, pancreatitis, patología digestiva.

Renal y Suprarrenal

Estará indicado en insuficiencia renal, glomérulo nefritis crónica, enfermedad nefrótica, esclerosis renal, nefritis focal o local, Hipertensión de origen renal, lupus sistémico, edemas de origen renal, mielonefritis crónica y nefritis renal.

Como podemos observar estaríamos hablando de xu yin y yang de riñón.

Timo

Es un inmunoprotector, indicado en inmunodeficiencias primarias y secundarias, síndrome de inmunodeficiencia adquirida, coadyuvante en problemas oncológicos. Más adelante, veremos cómo puede ayudarnos como coadyuvantes en el tratamiento del cáncer.

Tejidos: Timo y ganglios linfáticos.

Bioandroar

Enfocado para el aparato genital para el hombre. Impotencia, disminución de libido, adenoma de próstata, insuficiencia testicular y toda patología asociada.

Tejidos: Testículo, próstata, vejiga, riñón y músculo.

Bioclimar

En este caso estaría indicado para la mujer, fortalecer el aparato urogenital femenino.

Síndrome pre y postmenopáusicos.

Insuficiencia ovárica, menopausia, amenorrea, polimenorrea, frigidez, etc...

Tejidos: Placenta, cordón umbilical, ovario, músculo, riñón, mama y vejiga.

Biogastrón

Dirigido en este caso al aparato digestivo, gastritis, dispepsias, úlceras gástricas, enterocolitis.

Tejidos: Músculo, hígado, gástrico, venas y páncreas.

Biohemón

Enfocado para afecciones hematológicas, indicado en el fortalecimiento de la hemoglobina y estimula la hematopoyesis.

Indicado pues en anemias y leucemias crónicas.

Tejidos:

Músculos, glóbulos rojos, bazo, médula ósea e hígado.

Bioneumón

Enfocado para el sistema inmunológico y el aparato respiratorio.

Indicado en alergias, afecciones de la piel, inmunodeficiencias, asma bronquial, bronquitis, bronquiolitis.

Tejido: Músculo, ganglios linfáticos, timo, hígado y pulmón.

Biocardón

Enfocado para el aparato cardiovascular, mejora la circulación sistémica.

Insuficiencia cardiaca, patologías arteriales, hipertensión, deficiencias circulatorias y sus expresiones como varices, hemorroides etc. ...

Tejidos: Venas, miocardio y músculos.

Ojos

Regula la presión ocular y se utiliza para la vista en general. Por otro lado, también esta indicado en afecciones inmunológicas que afecten a los ojos.

Tejidos: Ojo, nervio óptico y músculo.

Colágeno/Músculo

Útil en la regeneración articular y dermica. En Artritis reumatoidea por aumentar la tolerancia oral.

Bioptimar

Es un hidrolizado que posee una gran riqueza de biopéptidos, para regenerar y mejorar todo el sistema.

Tejidos: Placenta, cordón umbilical, músculo y colágeno

Capítulo 4. Medicina China y lisados

Como vemos tendríamos varios lisados que estaría indicado para diferentes elementos. Seguro que sabe que lo que voy a señalar ahora: cada lisado potenciará la fase concreta de actuación por afinidad. Es decir, si tengo Xu/deficiencia Qi de pulmón o Xu Yin P, o cualquier insuficiencia de esta fase, administrare el lisado que tenga una especificidad sobre estos tejidos.

Ahora vamos a presentar las funciones bioenergéticas[7] y como se pueden asociar con cada lisado.

Zang Corazón

El "**Órgano del Emperador**" (como también se le conoce al Corazón o **Xin**), está protegido por el "Maestro Corazón" (Pericardio). Si el Corazón es atacado por factores patógenos, el primero en enfermar es el Maestro Corazón, que tiene similares manifestaciones clínicas que el Corazón.

Funciones principales del Corazón.

Control de la Xue y de los vasos.
Esto se debe a la fuerza motriz de impulso de la Xue que tiene el Corazón. Por ejemplo, un síndrome como "Xu Qi Corazón" (Insuficiencia de Energía en el Corazón), llevará a un síndrome de "Xu Xue" (Insuficiencia de Sangre) en su propulsión.

Esto se manifestará, entre otras cosas, con un pulso intermitente, vacío, filiforme y con un color patológico de cara. Si esto empeora, podrá crear un éxtasis de Xue y si esto sucediera a nivel de Corazón, se podría producir un síndrome "Bi Corazón" (infarto).

Lisado recomendado:

- Biocardón

Control de la Mente.

Esta función se le atribuye al Corazón por ser él quien gobierna la Xue y al decirse que el Shen se asienta en ella. Por lo tanto, si el Corazón controla la Xue, por influencia también controlará el Shen. Por ello, las actividades emocionales, la conciencia y la actividad del pensamiento, las domina él. Con el Shen se generalizan muchos términos del cuerpo humano como el ánimo o el pensamiento.

La formación de la mente depende del Qi, de la Xue, del Jing y de los Jin Ye (líquidos o fluidos corporales). El consumo de éstos causa cambios patológicos en la mente. Por ejemplo, un síndrome como "Xu Xue Corazón" hará que éste esté mal nutrido y dará síntomas como palpitaciones, inquietud, insomnio, amnesia... Por esa razón se dice que el Corazón es el "controlador del equilibrio psíquico Shen".

Lisado recomendado:

- Cerebro plus

Esfera funcional.

- Se abre en la lengua y se refleja en la cara.
- Conecta en la lengua por los meridianos.
- Se relaciona con las Cinco Mentes mediante el espíritu.
- Con las Cinco Almas, por el Shen.

- Con las Siete Pasiones en la alegría.
- Con los Cinco Líquidos por medio del sudor.
- Con los Cinco Cuerpos, en los vasos.
- Con los Cinco "Qiao" (Sentidos) mediante la lengua.

Patrón patológico.

- Estrés;
- Desequilibrio energético entre el Corazón y los Riñones.

Zang hígado

Al Hígado (**Hun**) se le conoce como el "**Órgano de la Guerra**", ya que es como el general de un ejército, pues planifica las estrategias. Tiene que ver mucho con la Xue y con el Qi, tiene la capacidad de tomar decisiones y es responsable del movimiento en todas las direcciones.

Funciones principales del Hígado.

Almacenaje de la Xue.

El Hígado almacena la Xue y cuando el cuerpo se mueve, ésta surge y va a los meridianos y a los órganos. En reposo, la Xue se desplaza hacia el Hígado. Esta acción tiene que ver con la capacidad de regular la glucemia. Por tanto, cualquier trastorno que afecte a la Xue, afectará al Hígado y al revés.

Y así es como regula el volumen sanguíneo o como aporta la Xue a las menstruaciones. En caso de Xu Xue, el aporte de ésta será escaso y con coágulos.

Lisado recomendado:

- Bioclimar (Dirigir la xue de hígado hacia el Chong Mai)

- Páncreas unido con hígado

Drenaje y dispersión.

Tiene la función de mantener libres todas las vías de paso de todos los meridianos, es decir, que se encarga de "que todo funcione correctamente". Esto es muy importante, por ello, el bloqueo del Qi de Hígado ocasiona, muchas veces, diversas alteraciones y patologías (hay que tener en cuenta que el Hígado es el único órgano que se bloquea). Además, garantiza los movimientos energéticos normales de los órganos Zang.

Estaríamos hablando de las funciones sistémicas propias del hígado.

Lisado recomendado:

- Hígado plus

Esta regulación se divide, a su vez, en **dos aspectos:**

- *Las actividades emocionales:* en un principio, a éstas las controla el Corazón, pero el Hígado está estrechamente ligado con él, de hecho, es "la madre del Corazón" (Ciclo Zhen). Si el Hígado mantiene todas las vías de paso despejadas, las emociones serán libres; si se produce alguna alteración en alguna vía, habrá un cambio de ánimo.
Los suspiros son frecuentes intentos de desbloquear el Hígado.

Lisado recomendado:

- Hígado
- Cerebro plus

- *Distribución y transporte:* esto, en principio, depende del Bazo, pero él le ayuda a subir el Qi. Aparte, tiene que ver con la bilis en las digestiones, ya que la produce el Hígado y la almacena en la Vesícula Biliar. Mucha bilis sería un exceso de Hígado y viceversa.

Una alteración en la función referente a la bilis provocaría síntomas como ictericia, sabor amargo en la boca, vomito de líquido amarillo, pérdida del apetito, distensión en los costados...

Lisado recomendado:

- Hígado
- Páncreas
- Biogastrón

Esfera funcional.

- Se abre en los ojos y se refleja en las uñas.
- Conecta con los ojos por los meridianos.
- Se relaciona con las Cinco Mentes mediante el coraje.
- Con las Siete Pasiones en la ira.
- Con los Cinco Líquidos por medio de las lágrimas.
- Con los Cinco Cuerpos, en las uñas, en los tendones y en los ligamentos.
- Con los Cinco "Qiao" (Sentidos) mediante la vista.

Señalar que existe un lisado específico sobre el ojo y los tendones/uñas:

Sobre tendones y ligamentos:
- Una buena función del Hígado permite el libre movimiento de los tendones y de los ligamentos, ya que éstos necesitan Xue y nutrientes. ¿Qué pasa, por lo tanto, con un síndrome de Xu Xue Hígado? Pues que existirá adinamia, dolores, entumecimiento,

calambres, relajación o contracciones irregulares en los músculos y en las articulaciones.

- También cabe destacar que uno de los orígenes del "Viento Interno" es la Xu Xue (habrá temblores y tics nerviosos).

Sobre las uñas:
- Se dice que las uñas son el "final de los tendones", por lo tanto, podemos hacernos una idea muy precisa del estado de éstos, fijándonos en ellas.

- La Xu Xue provocará que las uñas estén pálidas, secas, blandas y quebradizas.

Colágeno/Músculo

- Útil en la regeneración articular y dérmica. En Artritis reumatoídea por aumentar la tolerancia oral.

Sobre los ojos:
- Si el Hígado está bien, los ojos pueden distinguir los colores. Cuando el Hígado recibe Xue, éstos pueden ver, por ejemplo, un ataque de "Viento Calor" al meridiano del Hígado, pudiéndose crear conjuntiva roja, alergia, prurito, etc.

- De igual manera, un "Fuego" de Hígado puede crear conjuntiva roja o problemas en la córnea, y el "Viento", temblores verticales.

Ojos

- Regula la presión ocular y se utiliza para la vista en general. Por otro lado, también esta indicado en afecciones inmunológicas que afecten a los ojos.

Tejidos: Ojo, nervio óptico y músculo.

Patrón patológico.

- Irritabilidad, ira, agresividad reprimida.
- Desequilibrios emocionales; está constantemente mal con la gente.
- Falta de aporte nutritivo por los Riñones.
- Es el órgano más sensible al estancamiento.

Zang Bazo

Veamos cómo funciona el órgano Bazo (Yi) y cuáles son sus principales características.

Funciones principales del Bazo.

Controlar el transporte y la transformación de los nutrientes.

El Bazo recibe los alimentos del Estómago, absorbe los nutrientes y pasa la esencia a los Pulmones, los cuales la distribuyen por el cuerpo a través de los vasos para nutrir a los Zang, a los Fu y a otros tejidos, transformándolos en Qi y en Xue. Por tanto, el Ying Qi (Qi nutritivo), el Wei Qi (Qi defensivo), la Xue, los Jin Ye y el Jing, son originados por el Bazo.

Cuando esta función es anormal, aparecen síntomas tales como la anorexia, distensión, heces blandas, Xu Qi Xue...

Lisado recomendado:

- Hígado
- Páncreas

- Biogastrón

Control de transporte y de transformación de la Humedad.

El Bazo, al igual que con los alimentos, también transforma los Líquidos (Jin Ye) para nutrir y humedecer los tejidos. Los Líquidos restantes, pasan a la Vejiga y se expulsan en forma de orina. El equilibrio del metabolismo de los Líquidos no depende sólo del Bazo, sino que intervienen también los Pulmones, los Riñones y el San Jiao (Triple Calentador).

Una disfunción en el Bazo puede provocar un aumento de peso corporal, e incluso obesidad por exceso de Humedad (Tan).

Lisado recomendado:

- Renal y suprarrenal

Controla la Xue (hemostasis).

Es la fuente de Xue y de Qi por su función antes descrita. Impide que la Xue se expanda fuera de los vasos. La Xu Qi de Bazo, hace que los poros de los vasos no se cierren bien y, como consecuencia, la Xue se escape, produciendo hemorragias funcionales (que hay que diferenciar de las traumáticas).

Lisado recomendado:

- Biohemón

Controla los músculos y los miembros.

El Bazo utiliza los nutrientes formados por él mismo para alimentar a los músculos y a los miembros. Además, sostiene los tejidos orgánicos internos, para evitar los prolapsos.

Si hay una alteración en esta función, está claro que los músculos serán hipotróficos o darán síntomas de pesadez corporal, además de haber laxitudes y ptosis.

Lisado recomendado:

- Colágeno/músculo

Esfera funcional.

- Se abre en la boca y se refleja en los labios.
- Se relaciona con las Cinco Mentes, produciendo ideas y potenciando la memoria.
- Con las Siete Pasiones en la preocupación, en la reflexión.
- Con los Cinco Líquidos por medio de la saliva clara.
- Con los Cinco Cuerpos, produciendo los tejidos.
- Con los Cinco "Qiao" (Sentidos) mediante la boca.

Patrones patológicos.

- Errores dietéticos, Shi (excesos), irregularidades, manías por ciertos alimentos.
- Exceso de esfuerzos intelectuales.
- Obsesiones, problemas que no nos dejan vivir.
- Factor patógeno climático, sobre todo, Humedad.
- Factores patógenos emocionales.
- Debilidad constitucional.

Zang pulmones

A los Pulmones (**Po**), como complejo orgánico, se les llama "**Órgano Delicado**", ya que son como el "tapón" del organismo. Son muy sensibles a los factores climáticos, sobre todo al Calor y al Frío.

Funciones principales de los Pulmones.

Control de la respiración.

Intercambian el CO_2 por O_2. A esta función se la conoce como "desechar lo viejo y asimilar lo nuevo". Esta función, como hemos podido apreciar, es igual que la descrita por la Fisiología occidental.

Controlan el Qi.

Esta función está relacionada con la formación de Zhong Qi (Qi torácico). En los Pulmones se producen dos fenómenos diferentes: uno, la inhalación del Qi exterior, y otro, la transformación del Jing Qi, o Qi esencial, y el procedente de la ingesta, el Ying Qi. Entre todos forman el Qi torácico o Zhong Qi, que es la finalidad de la respiración. El Zhong Qi entra en el Corazón para incitar así la circulación de la Xue, viajando por el Ying (sistema nutritivo) y por el Wei (sistema defensivo), distribuyéndose por todo el organismo para calentarlo y mantener todas sus funciones fisiológicas. La Xu Qi Pulmón produce debilidad respiratoria, voz baja, disnea, asma, astenia, etc.

Dispersión, purificación y descenso.

Sólo cuando la función de dispersión del Wei Qi y de los Líquidos puede ser distribuida por todo el cuerpo, se puede calentar y humedecer los poros de la piel.

El Qi de los Pulmones debe dirigirse hacia la parte baja del organismo. Si eso no ocurre, éste asciende y provoca opresión, tos, asma. El ritmo respiratorio controla los movimientos del Qi y éstos ayudan al Corazón a impartir el ritmo de la circulación de la masa sanguínea.

Control de los Jin Ye.

Controlan la normal distribución de los Líquidos, regulando su equilibrio metabólico y haciendo pasar una parte a la Vejiga para su expulsión. La disfunción de los Pulmones provoca una obstrucción en la circulación de los Líquidos, provocando el descenso de éstos, originando flemas. La dispersión y el descenso van estrechamente ligados: una dispersión normal favorece el descenso y viceversa.

Los Pulmones hacen que el agua baje a los Riñones y así, por todo el cuerpo. Eso sí, los Riñones, con su energía los ayudan. Si hay una Xu Qi de Pulmones, este mecanismo no funciona bien y se pueden producir edemas altos y problemas urinarios, así como asma.

Lisado recomendado:

- Bioneumón

Esfera funcional.
- Los Pulmones se abren en la nariz y en la garganta. Aseguran la respiración normal. El olfato es sensible al ataque de FPE (puede causar rinorrea, obstrucción...).
- Se relaciona con las Cinco Mentes dando coraje y prudencia.
- Con las Siete Pasiones en la tristeza y en la melancolía.
- Con los Cinco Líquidos por medio de las mucosidades.
- Con los Cinco Cuerpos, en el vello y en la piel.
- Con los Cinco "Qiao" (Sentidos) mediante la nariz.
- Tendencia psíquica: tristeza y desesperación. Estos dos factores patógenos emocionales destruyen el Qi de los Pulmones. En una persona con un Qi de

Pulmones bajo, la tolerancia a los estímulos externos es muy baja.
- Las secreciones nasales tienen relación con los Jin Ye.
- Relación con los tejidos: el vello y la piel y el control de la vasodilatación de los poros. A esto se le llama termorregulación (que produce sudación).

Patrón patológico.

- Irregularidad en los hábitos de vida.
- Cambios frecuentes en el de ritmo de vigilia y sueño.
- Cambios externos de temperatura.
- Agentes químicos y mecánicos.
- Xu renal.
- Tristeza, melancolía. Se debilita el Qi de los Pulmones y del Corazón (cara pálida, respiración dificultosa, cansancio, depresión, llanto frecuente. Todo esto puede crear una Xu Xue que, a la larga, debilita el Wei Qi).
- Preocupación que bloquea el Qi del Bazo y de los Pulmones (se produce anorexia, sensación de plenitud abdominal, tórax cargado, cansancio, angustia, opresión, respiración dificultosa y superficial, tensión dolorosa en cervicales y hombros...).
- Sequedad y Calor van unidos, crean una Xu de Jin Ye en los tejidos sinoviales, en el Estómago, etc. (La deshidratación destruye los Jin Ye y el Yin, sequedad de boca, dolor de laringe, de faringe, tos y piel seca).

Apéndice.

Si hay Xu Wei Qi, no hay Qi y los poros se abren, y por ahí entran los Factor patógeno climático. Es por ello, por lo que el pulmón se relaciona con el sistema inmune.

Lisado recomendado:

- Bioneumón
- Timo

Zang Riñón

«*Son los "funcionarios que emanan la inteligencia".*

Por la relación de éstos con el Cerebro mediante el Jing, producen la suma de las bases de todas las energías».

Funciones principales de los Riñones.

Control del Jing.

El Jing es la materia fundamental del que está constituido el cuerpo. Éste se almacena en los Riñones y está dividido en dos partes:

El Jing Congénito:
- el que viene heredado de nuestros progenitores. Es intocable, ya que es como los genes, el material genético del cual estamos hechos y, por tanto, nos marca la vida. No lo podemos aumentar, pero sí que podemos intentar mantenerlo lo más intacto posible.

El Jing Adquirido:
- que se obtiene después de haber procesado todas las energías. El Qi del organismo que sobra se convierte en Jing en los Riñones para usarlo en vez del congénito. Al Jing recordemos que también se le llama "esencia" y "energía vital", pues es la base de la producción de Yin y de Yang de Riñón. Se ve en los dientes, en los huesos y en los nervios.

Lisado recomendado:

- Bioptimar

Equilibrio entre el Yin Agua y el Yang Fuego.

El Jing Qi tiene influencia en el crecimiento. En el desarrollo de la mujer, por ejemplo, se manifiesta en dos ciclos de siete años cada uno, hasta que aparece la menstruación, y en el hombre lo hace en dos ciclos de ocho años, hasta que aparece la emisión seminal. Si el Jing Qi es débil, aparece la infertilidad.

El mal funcionamiento del Yin y del Yang de los Riñones, afecta, incuestionablemente, a otros órganos, como, por ejemplo: una Xu en el calentamiento de los Líquidos para que se evaporicen, creará deshidratación y tos seca a nivel de los Pulmones (ya que estos se hidratan del "vapor" que se produce en los Riñones). El Hígado privado del aporte trófico de Riñón creará síndrome Yang de Hígado, y puede evolucionar hasta la producción de Viento Hepático. También puede afectar al Corazón creando la Xu Yin de Riñón y Fuego de Corazón.

Control de los Líquidos.

Los Líquidos llegan al Estómago, son transportados a los Pulmones por el Bazo y éstos los bajan a la Vejiga. Tras esta función de descenso, los Riñones los metabolizan y separan los puros de los turbios, a través del Yang de Riñón, luego se transportan los puros a los Pulmones y los impuros se expulsan.

Cuando hay Xu Yang de Riñón, la orina es clara y profusa, aparece enuresis, poliuria...

Todos estos movimientos de los Líquidos se realizan por medio del San Jiao o Triple Calentador.

Control de la ventilación de los Pulmones.

Los Riñones reciben el Qi Esencial del aire. El Qi puro procede de los Pulmones, pero éste desciende con la ayuda de los Riñones. Si los Riñones están en Xu, no pueden controlar esta función y se presentan, entonces, cuadros asmáticos y de disnea, los cuales se agravan por el movimiento (es el asma llamado de tipo Xu).

Lisado recomendado:

- Renal y suprarrenal
- Vejiga

Generan la Médula, influyen sobre el Cerebro y determinan las condiciones óseas.

El Jing se trasforma en Médula, y ésta, a su vez, se almacena en los huesos a los cuales nutre. La Médula asciende hasta la cabeza mediante la Médula Espinal donde se reúne y forma el Cerebro. *«**El Cerebro es el "Mar de la Médula"**»*.

La Xu de Riñón impide la producción de Médula Ósea, con la consiguiente desnutrición de los huesos, produciendo debilidad en las rodillas, hipoplasia, cierre tardío de las fontanelas, etc. Por lo tanto, si hay Xu de Riñón y Vacío de Médula que no llena el Cerebro, se observan mareos, tinitus, amnesia e incluso coma.

A los Riñones se les considera los responsables de la memoria a largo plazo (por esa razón, una Xu Renal puede derivar en problemas de amnesia).

Los dientes están considerados como restos de huesos, entonces, si hay Xu Renal, éstos se debilitan y se caen.

Lisado recomendado:

- Bioptimar
- Médula espinal

Esfera funcional.

- Se abren en los oídos.
- Forman el órgano urogenital: domina la reproducción y tiene influencia en la orina y en la defecación. La Xu Yang de Riñón puede crear enuresis y orina frecuente. Si hay una Xu Yin Renal, tendremos estreñimiento.
- El crecimiento del cabello depende del Jing Qi.
- Se relaciona, con las Cinco Mentes en la voluntad.
- Con los Cinco Líquidos mediante el semen, el flujo vaginal y la saliva espesa.
- Con los Cinco Cuerpos con el cabello.
- Con los Cinco Quiao a través del oído, del ano y del aparato urogenital.

Patrón patológico.

- Enfermedades graves y crónicas.
- Estrés.
- Shi sexual.

Concepto "Ming Men" (Puerta de la Vitalidad).

Veamos unas citas transcritas de textos originales:

«El izquierdo es el verdadero, el derecho es la vitalidad Qi fundamental».

«Hay dos Riñones y la Puerta de la Vitalidad está situada en medio. La Puerta de la Vitalidad es la fórmula entre el Agua y el Fuego, es la vivencia del Yin y del Yang y el almacén de la Esencia. Determina la vida o la muerte».

Esa "Puerta de la Vitalidad" es lo que se conoce, en MTC, como el Ming Men.

Características y funciones del Ming Men.

- Es la base del Yang Qi, el cual se puede activar gracias al calor del Ming Men que lo hace ascender

- Es la raíz de todos los "fuegos" del organismo. Nos referimos a la actividad fisiológica de cada uno. Es como la madre de todos los órganos y cuando hay falta de actividad de éste, lo notamos con la aparición de astenias, frialdad, estados depresivos, signos como falta de Fuego...

- Controla el Sistema Reproductor.

- Controla el Sistema Digestivo, pues calienta el Bazo y el Estómago, los cuales funcionan cuando están calientes, y entonces absorben bien los principios. Si no va bien este mecanismo, aparece Xu Yang de Bazo y como consecuencia de ésta, diarreas, somnolencia, astenias, hipotensión, etc...

- Armoniza la función sexual. Calienta el Útero y la Sustancia Basal, base para la potencia sexual y para la maduración. La disfunción de éstos presenta impotencia, eyaculación precoz, espermatorrea...

- Influye sobre el Aparato Respiratorio pues refuerza el Qi de Riñón. Pero si existe Xu, no lo puede captar, creando disnea, frialdad de manos, opresión torácica, etc.

- En la función psíquica apoya al Corazón para realizar dicha función, para que este albergue al Shen. Una disfunción trae consigo un estado de depresión, tristeza, etc.

Lisado recomendado:

Hombres

- Bioptimar
- Bioandroar

Mujeres

- Bioptimar
- Bioclimar

Zang Maestro corazón

El Pericardio, o Maestro Corazón (como también se le conoce), no está muy desarrollado en la mayoría de los libros porque se le atribuyen las mismas funciones que al Corazón, por ello en muchas publicaciones se le pasa por alto.

Funciones y características principales del Pericardio.

- Sirve como "envoltorio" del Corazón, lo que en Medicina Occidental se conoce como pleura.
- Protege al Corazón de los Factores patógenos y de los ataques de las Emociones.
- Suele ser atacado por factores infecciosos, creando trastornos severos como estados comatosos, delirios, espasmos; etc.;
-

Lisado recomendado:

- Cerebro Plus
- Timo

Fu Vesícula Biliar

La Vesícula Biliar está ligada al Hígado, ya que su canal se comunica con éste. Esto se conoce como **relación "exterior-interior"**.

Funciones principales de la Vesícula Biliar.

Su función principal es almacenar y excretar continuamente la bilis a los intestinos para ayudar en la digestión. Esta función se relaciona estrechamente con la de drenaje y dispersión del Hígado. Por eso, la MTC considera que la función de drenaje y dispersión se cumple por asociación del Hígado y de la Vesícula Biliar. También tiene que ver mucho con el control de los tendones.

En un estancamiento de Qi de Hígado, las funciones de la Vesícula Biliar estarán en vacío, por eso, la función del Hígado en lo referente al drenaje y dispersión estará afectada. Esto es bien sabido, y por esa razón, en los bloqueos de Hígado suele coexistir una alteración a nivel digestivo. Esto último se conoce como "dominancia del elemento Madera sobre el elemento Tierra", y es muy típico en las distonías neurovegetativas. Por lo tanto, el bloqueo de Qi de Hígado puede generar Xu en el drenaje y en la dispersión de éste y afectar, por tanto, a la Vesícula Biliar o al Bazo y al Estómago.

También los textos antiguos dicen que la Vesícula Biliar tiene gran relación con los factores emocionales:

- La decisión tiene que ver con la Vesícula Biliar, por lo tanto, la indecisión indica una Xu en la esfera energética de la misma (amargura). Un ejemplo típico de indecisión: «¿qué hago?, ¿qué no hago?».
- La rabia contenida crea amargura y ésta, a su vez, crea Fuego en la Vesícula Biliar.

Emocionalmente podría resumirse en la siguiente tabla, en cuyas columnas vemos algunos síntomas de Hígado y de Vesícula Biliar:

HÍGADO (YIN)	VESÍCULA BILIAR (YANG)
Impaciencia	Inseguridad
Ira	Amargura
Irritabilidad	Temor
Susceptibilidad	Rabia contenida
Cólera	Dureza
Odio	
Venganza	

¡Ojo!: la susceptibilidad aquí se refiere a ese estado en el cual por nada nos enfadamos. Podríamos decir que se encuentra en un nivel inferior a la Ira.

En un ejemplo típico de un caso de Shi Yang de Hígado aparecerán síntomas como: cefaleas, hipertensión, contracturas musculares, impaciencia, irritabilidad...

La Vesícula Biliar como Órgano Extraordinario.

La Vesícula Biliar almacena un líquido limpio y puro y, por ello, se le cataloga como un Órgano Extraordinario. Es la "residencia" de las esencias del San Jiao Medio.

Apéndice.

Se podría decir que la progresión del cuadro emocional de Hígado sería el siguiente:

Impaciencia → irritabilidad → susceptibilidad → ira/cólera → odio → venganza
Lisado recomendado:

- Hígado plus

Fu de estómago

Funciones principales del Estómago.

- Controla la pre-digestión.
- Descompone los nutrientes y los dirige al Intestino Delgado.
- Controla el descenso.
- Es el origen de los líquidos.
-

Al Estómago le gusta la humedad para funcionar correctamente, que es todo lo contrario que le ocurre a su acoplado (el Bazo). Dicho todo lo anterior, el Estómago es un órgano muy importante y, ante toda patología crónica o de larga duración, tendremos que ejercer un tratamiento conservador del mismo, ya que mientras exista Qi de Estómago, habrá vida.

Este apartado es primordial, ya que muchas terapias fracasan en este punto; se tratan procesos patológicos sin tener en cuenta el estado del Estómago y, muchas veces, si no optimizamos su funcionamiento, el Qi nunca consigue establecerse correctamente. Y ya que estamos en este punto, también no está de más mencionar que tan importante es para la formación de energía el buen funcionamiento del Estómago, como dormir bien por las noches, ya que por las noches es donde, posiblemente, las energías no diferenciadas del Estómago capten parte de la Sustancia Basal Adquirida de los Riñones, y se diferencien las unas de las otras. Por ello dormir bien y alimentarse bien es de suma importancia. El Estómago, como la Vesícula Biliar, a nivel emocional, se deja ver en comportamientos maníacos cuando existe Calor en este órgano.

Lisado recomendado:

- Biogastrón

Fu Intestino delgado

Funciones principales del Intestino Delgado.

- Separa las sustancias provechosas de las malas.
- Las clasifica en ligeras, pesadas, oscuras, claras...

Podríamos decir que es una sub-función del Bazo.

En el aspecto psíquico nos hace tener la capacidad de distinguir lo importante de lo superfluo.

Lisado recomendado:

- Biogastrón

Fu Intestino grueso

Funciones principales del Intestino Grueso.

Destacan, como principales funciones:

- Recibe los desechos del Intestino Delgado.
- Intenta purificar los desechos aprovechables.
- Expulsa los desechos que no sirvan.

Lisado recomendado:

- Biogastrón

Fu de vejiga

Funciones Principales de la Vejiga.

Su principal función es la de almacenar el líquido y eliminarlo cuando es necesario. En el desequilibrio psíquico estaría presente en los estados negativos, en los celos, en la desconfianza, en la envidia, etc.

Lisado recomendado:

- Vejiga

Fu de San Jiao

Funciones principales del San Jiao o Triple Calentador.

Empezaremos este punto enumerando sus funciones básicas:

- Dirige las acciones del Qi de todo el organismo.
- Es el vehículo de transporte de los alimentos y de las sustancias esenciales.
- Trasforma y genera Qi, Xue y Jin Ye.

En pocas palabras, es como el resumen de todos los órganos.

Teorías sobre el San Jiao.

Hay tres teorías sobre este órgano energético:

La primera teoría:
- en la que se dice que es una de las seis entrañas y funciona como ellas, asignándole la función de evacuación. En la vía superior (San Jiao Superior), es el responsable de la secreción del sudor por los

Pulmones, por lo tanto, está relacionado con el Wei Qi. En el centro (San Jiao Medio), estaría relacionado con la función del Bazo y del Estómago. Y en la vía inferior (San Jiao Inferior), tendría que ver con la evacuación de la orina

La segunda teoría:

- lo incluiría como una vía de circulación. El origen de esta teoría está en el libro del *Nan Jing*, y dice: «*(...). Es como una acumulación de tensiones, se localiza en el abdomen inferior entre los dos Riñones, más o menos por donde está el Ming Men, enlaza las cinco vísceras, entra en los doce meridianos y aparece en la superficie mediante los Pulmones*». A nivel superior genera gases, a nivel medio fermenta los alimentos y, a nivel inferior, tiene el efecto de evacuarlos;

La tercera teoría:

- es muy parecida a las anteriores: dice que en la parte superior reparte los Jin Ye a todos los órganos que están por encima del diafragma, en la parte media ayuda a la fermentación, y en la baja, mantiene la evacuación.

Alguno de ustedes me puede preguntar: Y en la Tierra, ¿por qué no he puesto el lisado concreto del bazo? Es importante saber y no confundir las propiedades fisiológicas chinas con las occidentales, cuando mezclamos estas visiones debemos tener cuidado con este punto. El bazo de la lisadoterapia es el occidental, no el oriental, por lo tanto, estaría errado darlo. Ahora bien, si quisiera potenciar la eritropoyesis podría dar glóbulos rojos, si quisiera tonificar el Shen, cerebro sería el indicado, y así en todo.

Ahora lo más importante, sería como desde este enfoque unirlo con la MTch, aquí es donde podemos como se suele decir, rizar el rizo, se podría combinar la acupuntura con la lisadoterapia. Pues como sabemos cada lisado potencia el zang en concreto, pues se consideran factores de crecimiento.

La propuesta sería administra el lisado junto con el punto de tonificación y regulación de cada zang o fu indicado, recordemos la teoría de la endopentacoordinación y con ello los puntos shu antiguos.

Los lisados recomendados serían según el cuadro.

Capítulo 5. Los marcadores somáticos por utilizar

Es el momento de señalar que marcadores somáticos (puntos de acupuntura) vamos a ir proponiendo en este enfoque.

Somos conscientes que la medicina china lleva miles de años aplicando la fitoterapia como remedio para influir en el sistema energético del paciente. En esta propuesta nos modernizamos y utilizamos **biopéptidos** como hemos ido exponiendo a lo largo del trabajo, sin duda aumentaran la eficacia de nuestros tratamientos. Me gustaría pasar ahora a desarrollar dos puntos dedicados al tratamiento interno las llamadas: Drogas portadoras, y dirigidas.

Drogas Portadoras.

Las drogas portadoras son aquellas sustancias que administramos al organismo sin dirigirlas a "ninguna función", pues lo que realmente suministramos son sustancias "neutras, sustancias consideradas alimenticias", el organismo prenderá o "no" prenderá, dependiendo de su necesidad. Por lo general estas sustancias las administramos en los patrones por insuficiencia (xu). Esperando que el organismo las utilice para reforzar el "Yin-xue", y si no las utiliza las elimine como cualquier alimento.

Que entendemos como sustancias neutras: en este caso, **aminoácidos**, ácidos grasos y vitaminas (con las vitaminas usamos las hidrosolubles, con las liposolubles deberemos tener más cuidado) y en este libro los lisados. El organismo es un sistema cibernético que se adapta a su entorno, toma de él aquello que necesita para mantener su homeostasis.

A veces por debilidades del propio sistema, p.e una debilidad del bazo, o interferencias de otros zang, como el ataque del hígado al bazo, puede crear deficiencias en la asimilación de estas sustancias, y/o que las personas no las tomen, de su entorno alimenticio. Es por ello por lo que se pueden causar deficiencias por dos causas:

a) Deficiencias orgánicas.
b) Deficiencias en el aporte.

Tanto unas como otras causaran deficiencias de yin o xue. Tenemos que saber que por lo general la acupuntura no es el medio más potente para subsanar las deficiencias de estos patrones, por ello la medicina china siempre se apoyó con la fitoterapia, sobre todo para el tratamiento de casos por xu. Sin embargo, los patrones por shi son efectivamente tratados por un acupuntor diestro en el manejo. Por lo general, el uso de la fitoterapia china es complicado y hay que dominar muy bien todo el entramado de teorías que lo sustentan, pues administrar una droga sin un dominio de la técnica es una grave negligencia. En cambio, el suministro de drogas portadoras "Alimenticias" no adolecen de este grave problema, pues son sustancias naturales, que se encuentran en los alimentos. Solo cambia el grado y la concentración en la cual la suministramos, pero aun así son inocuas, "solo pueden traer problemas de tipo digestivo o si el paciente es alérgico" y por supuesto, todas aun siendo inocuas deben de ser aconsejadas por un profesional de la salud. Sabemos que lo inocuo deja de serlo a partir de una dosis elevada

Algunas personas podrían preguntar, pero si están ya en los alimentos, ¿Por qué suministrarlas en capsulas o pastillas?, el problema es que cuando tenemos una debilidad, muchas veces nuestro sistema no puede absorber bien determinadas sustancias, por ello se la suministramos de forma concentrada, para facilitar su absorción. Sin embargo, aun así, usamos una técnica combinada. **(Sustancia-Acupuntura), una técnica que aúna el principio activo a la punción.**

La punción activa la función y la droga suministra los materiales para la facilitación de la función. Como sabemos, las funciones biológicas están en su mayoría mediadas por proteínas o péptidos que actúan de mil formas diferentes en el organismo. La acupuntura actúa como factor epigenético que activa los mecanismos moleculares para la síntesis de esas proteínas, en este caso las peptonas serán las sustancias que esta estimulación con agujas necesitara para generar su función (enzimática, de construcción, de defensa etc...), por ello, la punción más la peptona actúan como factores de crecimiento. Además, como sabemos, las peptonas tienen organoespecificidad que es reforzada por el marcador somático utilizado.

Farmacología dirigida.

En este caso será sustancias como la fitoterapia que por su naturaleza deben de ser administradas siguiendo un protocolo bien establecido, o los fármacos químicos. Estas drogas tienen principios activos que actúan de modo directo en una ruta molecular determinada, si bien las drogas portadoras también actúan en rutas, son por mecanismos de aporte de material no por bloqueo, sinergia etc...

Estas sustancias se dirigen a una función biológica determinada y van a ejercer allí su función quiera o no quiera el organismo, se someterá a la sustancia, pues esta dirige no aporta, por ejemplo, un antidepresivo del tipo inhibidor de la recaptación de serotonina siempre bloqueará los canales de absorción de este neurotransmisor, y de ahí sus efectos, siempre por encima de la residencia del organismo. Obvio que nosotros preferimos drogas portadoras que en este sentido funcionen de forma más adaptativa.

Acupuntura y (peptidos de bajo peso molecular)

Utilizar los puntos de acupuntura como estímulos epigenéticos que actúan de forma sinérgica con los lisados (peptonas)

Como sabemos, la acupuntura actúa como factor epigenético, estimula la expresión de determinados genes, esos genes que se expresan, deberán utilizar sustancias "lisados" para construir sus biomoléculas adecuadas. Los lisados junto con la acupuntura adecuada actuarán como factores de crecimiento sistémicos. La propuesta en este sentido es aunar las virtudes de la estimulación y modulación psiconeuroinmunoendócrina de la acupuntura a través de sus marcadores somáticos y la estimulación de los factores de crecimiento descritos en esta obra, con dos objeticos principales:

a. Resolver las distonías neurovegetativas, inmunológicas y endocrinas por xu, tipo xu yin riñón, y

b. Resolver los cuadros de TAN, por patologías autoinmunes, por perdida de la tolerancia oral.

Esa será nuestra principal propuesta, por ello, pasamos ahora a describir los marcadores somáticos más interesantes en este sentido.

Marcadores somáticos

Marcadores somáticos basados en los shu antiguos

Estos puntos son de vital importancia dentro de la acupuntura pues, utilizando únicamente estos puntos, se puede comprender un **método terapéutico**. Para entender cómo funcionan, es conveniente repasar las "**Teorías de los Cinco Elementos**", ya que cada uno de estos cinco puntos se asocia a uno de los Elementos. Sólo se encuentran en los **Meridianos principales y están localizados entre los dedos de las manos y el codo**, y los dedos del pie y la rodilla.

En estas zonas, el Qi se vuelve más superficial ya que también es aquí donde el Qi cambia de "polaridad"; en las manos de Yin a Yang y en los pies de Yang a Yin. Debido a esto, la energía en estos tramos es más influenciable y por lo tanto el efecto sobre ella es más potente y dinamizador.

La MTCh entiende, además, que las manos y los pies son las zonas del cuerpo que mantienen mayor relación con el entorno y están influenciadas por este de una forma muy directa. Por tanto, es lógico pensar que a través de ellas los factotes patógenos podrán invadirnos con más facilidad.

Se representa a estos puntos y sus características energéticas como las etapas del fluir del agua de un río que nace en un pozo y acaba por desembocar en el mar. En la traducción de los nombres de estos puntos se observa la intención de esta analogía.

Su situación y descripción sería la siguiente[1]:

Punto Ting o Jing (Pozo):

Son los puntos donde surge el Qi
Es aquí donde el Qi se encuentra más cercano a la superficie y es más influenciable.
Se localizan todos, excepto el 1R que se encuentra en la planta del pie, en las puntas de los dedos.
Se usan para tratar situaciones muy agudas como dolores recientes, pérdida de la conciencia, sensación de sofoco en el pecho y en enfermedades mentales.

Punto Iong o Ying (Manantial):

Se compara al nacimiento de un río donde la corriente ni es muy fuerte ni muy débil.
Se localizan por debajo de las articulaciones metacarpofalángicas o metatarsofalángicas.
El Qi también es fuerte y se usan para eliminar FPC, sobre todo el Calor.

Punto Iu o Shu (Arroyo):

Se compara con un arroyo que posee cierta fuerza en su corriente.
Aquí el Qi empieza a agrandar su caudal y a profundizar más en el cuerpo.
Son los puntos donde se reúne el Wei Qi, y por lo tanto los puntos donde se suele vencer a los FPC
Si el FPC vence esta barrera penetrará en el sistema de Meridianos.
Se encuentran por encima de las articulaciones anteriores.

---

[1] En otros manuales los Puntos Shu Antiguos los podemos encontrar con la siguiente nomenclatura. (JING, YING, SHU, JING, HE)

Se utilizan en los tratamientos de los síndromes Bi (dolor en articulaciones y sensación de pesadez del cuerpo, es decir, estancamientos de Qi y Humedad)

Punto King o Jing (Rio):

Es parecido a un río con mucha corriente donde el Qi fluye libremente.
En estos puntos, el Qi se vuelve profundo penetrando en el interior del cuerpo.
Están por encima de tobillo y muñeca.
Se utilizan para tratar enfermedades como el asma, la tos y problemas de garganta.

Punto Ho o He (Mar):

Es la desembocadura del río.
Aquí el Qi es profundo e inmenso como el mar.
Este fluye lentamente hacia el interior del cuerpo, por lo tanto, es menos influenciable que en el resto.
Están generalmente próximos a codos y rodillas.
Son usados en enfermedades gastrointestinales.

Se ordenan de un modo específico: *Ting, Iong, Iu, King* y *Ho*, es decir, Pozo, Manantial, Arroyo, Río y Mar.

- En los Meridianos Yin el Punto Ting (que es el que se encuentra en la punta de los dedos) corresponde al Elemento Madera.

- En los Meridianos Yang el Punto Ting corresponde al Elemento Metal.

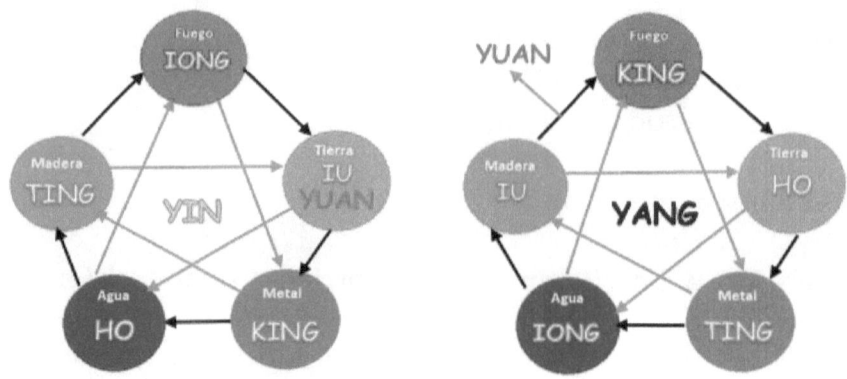

Puntos shu antiguos.

Así que para saber que Punto de cada Meridiano corresponde a cada Punto Shu Antiguo, debemos primero conocer si el Meridiano es Yin o Yang.

El situado en la punta del dedo será, Madera para los Yin y el Metal para los Yang. El Elemento al que corresponden los siguientes puntos es correlativo al Ciclo de Generación de los Cinco Elementos, es decir, Ting, Iong, Iu, King y Ho. Se explica claramente en el siguiente cuadro.

	MADERA	*FUEGO*	*TIERRA*	*METAL*	*AGUA*
YIN	Ting	Iong	Iu	King	Ho
YANG	Iu	King	Ho	Ting	Iong

Funciones de los Puntos Shu Antiguos.

Una vez sabemos dónde se sitúan los Puntos Shu Antiguos, podremos utilizar este orden para manejar la energía según los Ciclos Sheng y Ke.

En resumen, sólo hay que ordenar cada Meridiano en su ciclo con sus correspondientes puntos. Cuando sepamos a que punto pertenece y al Elemento donde se ubica el Meridiano que queremos tratar, la práctica es muy simple, según el Ciclo de Generación:

- el punto que pertenece a la "Madre" tonificará nuestro Meridiano,
- el punto que pertenece al "Hijo" lo dispersará
- el punto al que pertenece el Elemento de nuestro Meridiano lo regulará[2]. Esta función de regulación convierte este punto en un punto adaptógeno.

Es justo este el principio que utilizaremos en **la lisadoterapia en este punto:** Utilizaremos el punto hijo y el punto adaptógeno más el lisado pertinente según el cuadro.

Este principio se basa en la cita del "Clásico de las Dificultades", que en su capítulo 69 dice: "*En caso de Insuficiencia, tonificar a la Madre, en caso de Exceso, calmar al Hijo*".

Ejemplo:

Imaginemos que la desarmonía de nuestro paciente se encuentra en la esfera del Corazón, y presenta xu yin C.

El Corazón es un órgano Yin, por lo tanto, el punto Ting pertenece al Elemento Madera. Este punto se encuentra en la punta del dedo y es el 9C. El punto Iong pertenece al Elemento siguiente, es decir, al Fuego y es el 8C, el siguiente, Iu, a la Tierra 7C, King al Metal 4C, Ho al Agua 3C.

De este modo tenemos el siguiente orden:

---

[2] Este punto "regulador" es el que emplearemos en los tratamientos preventivos sobre todo en los comienzos de cada estación del año.

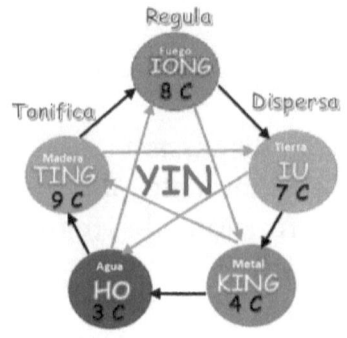

El órgano afectado se sitúa en el Elemento Fuego, por tanto, si queremos tonificarlo actuaremos sobre el Elemento que lo alimenta, la Madre que es la Madera y en este caso el 9C. Si queremos dispersar, actuaremos sobre el Elemento al que el órgano afectado alimenta, el Hijo que es el Elemento Tierra y en este caso el 7C. Y si lo que queremos es regular, pincharemos el punto que corresponde al Elemento del órgano sobre el que trabajamos, el 8C.

«Tonificar la Madre en caso de vacío y dispersar el hijo en caso de plenitud» **Nan Jing (Libro de las Dificultades)**.

Lo único que nos queda por saber, es cómo se designan los puntos de los Meridianos a cada Punto Shu Antiguo. Como hemos dicho, el punto Ting corresponde al punto que se encuentra situado en la punta del dedo (excepto el de Riñón que se encuentra en la planta del pie). Los dos siguientes puntos siempre son correlativos al punto Ting, bien sea de modo ascendente o descendente dependiendo de si el punto Ting es el primero o el último del recorrido del meridiano, es decir, por ejemplo en el intestino grueso sería 1IG, 2IG, 3IG, en el caso de Vejiga sería 67V, 66V, 65V (a este orden hay una excepción, en el caso de la Vesicula biliar, que se salta uno ting 44VB, Iong 43VB, iu 41VB. Entonces por ejemplo: Corazón el punto Ting que se sitúa en la punta del dedo meñique es el 9C, el último del recorrido del Meridiano Corazón:con lo cual, Iong es el 8C, Iu el 7C, en el Intestino Delgado, el Punto Ting es el 1ID, punto Iong es el 2ID, Iu es el 3ID.

Los otros dos puntos, es decir, King y Ho no siguen una regla clara con la que podamos deducirlos, así que no nos queda otra que aprenderlos de memoria. Como método práctico podemos recordar que el Punto Ho siempre se encuentra en las articulaciones del codo o la rodilla.

En esta tabla se encuentran especificados cada uno de los Puntos Shu en cada Meridiano.

MERIDIANO	TING	IONG	IU	KING	HO
PULMÓN	11	10	T 9	8	D 5
I.GRUESO	1	Dispersa 2	3	5	Tonifica 11
ESTÓMAGO	D 45	44	43	T 41	36
BAZO	1	Ta 2	3	D 5	9
CORAZÓN	T 9	8	D 7	4	3
I.DELGADO	1	2	T 3	5	D 8
VEJIGA	T 67	66	D 65	60	40
RIÑÓN	D 1	2	3	T 7	10
M.CORAZÓN	T 9	8	D 7	5	3
SAN JIAO	1	2	T 3	6	D 10
V.BILIAR	44	T 43	41	D 38	34
HÍGADO	1	D 2	3	4	T 8

Modulación sistémica

Estos marcadores somáticos son los inputs que tenemos los acupuntores para modular el sistema PNIE. Como podemos ver en el dibujo siguiente, tenemos una red compleja que lo interconecta todo generando sin la menor duda una maravillosa cascada de consecuencias fisiológicas. Hoy en día la biología sistémica nos ha enseñado lo enmarañado que esta el organismo, para nada funciona de forma lineal, una reacción biológica A que lleva a B y posteriormente a C, puede ser influida por multitud de reacciones intermedias, colaterales y complejas, solo la Psiconeuroinmunoendocrinología y la Acupuntura pueden entender este sistema de redes conectadas.

Ahora deberemos saber cómo llevar a cabo la modulación neuro-inmuno-endocrina: **MNIE**.

Para ello vamos a explicar las dos vías moduladoras, la que fortalece la respuesta y la que la inhibe, muy vinculadas a las neurodistonías, MS de tonificación y MS de dispersión. Sin embargo, para modular las neurodistonias endócrinas deberemos de usar dos familias más de marcadores somáticos, que presentaré más adelante. Aquí podemos observar la red (solo la vertiente yin de los zang, faltaría el yang)

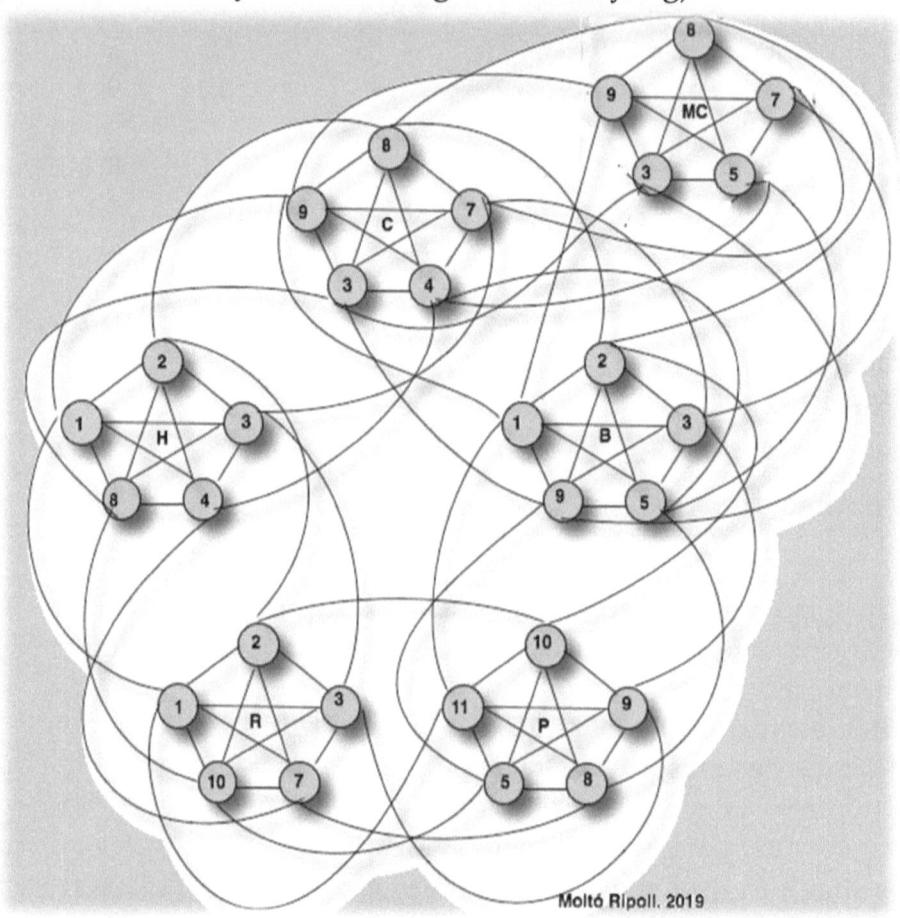

Moltó Ripoll. 2019

Modulación Neurodistónica.

Tenemos que saber que cada elemento esta constituido por dos ciclos como hemos explicado.

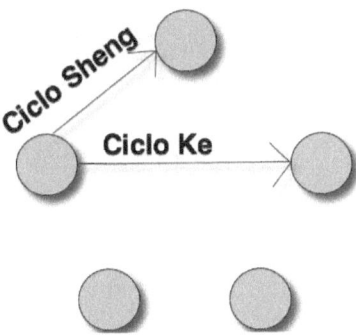

¿Qué tenemos que saber para elegir los marcadores somáticos que queremos usar? Repasemos las teorías de la modulación bajo la mira sistémica de la red wuxing

La mayoría de los patrones tiene esta nomenclatura:
(XU o Shi) de (Yin o Yang) de un (Zang o Fu).

Pongamos por ejemplo el siguiente;

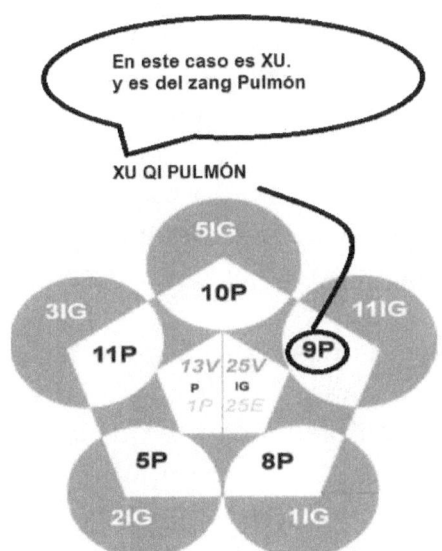

Xu Qi Pulmón.

Para las elecciones de los marcadores tendremos que seguir el siguiente protocolo. Para elegir el primer punto necesitamos saber dos informaciones básicas:

a) si el patrón es por insuficiencia xu o por exceso shi. En este caso es por XU (xu qi pulmón). Con lo cual sabemos que tenemos que utilizar el punto de Tonificación según el ciclo sheng.

y b) a que zang o fu se refiere: en este caso es el órgano pulmón.

Por lo tanto, el punto elegido es pues el **9P**, siendo este el punto de Tonificación de este. También podremos usar si lo deseamos el punto adaptógeno en este caso **8P.**

El ciclo Sheng nos habla de la estimulación o inhibición de la red, en este caso de las funciones simpáticas y parasimpáticas. Que acción simpática o parasimpática tiene cada punto estará determinado por el órgano en sí mismo. Es decir, si su acción yang es mediada por el simpático o por el parasimpático, y después o antes, su relación con el sistema inmune y endocrino.
Tanto el simpático como el parasimpático son acciones yang, en relación a su función biológica, las dos ramas actúan sobre los órganos, esto es muy importante tenerlo claro, pues muchos terapeutas señalan que el simpático es yang y el parasimpático es yin, en virtud de que uno acelera y el otro inhibe, pero si bien ese aceleramiento o inhibición responde a un antagonismo no a una sedación (YIN), es aquí donde viene el error, tanto el simpático como el parasimpático son activadores de funciones, en realidad son dos aceleradores, que son antagónicos entre ellos, por eso cuando estimulas uno el otro se detiene, por oposición.
Aclarado este punto, ahora deberíamos de saber que zang son simpáticos o están influenciados altamente por este sistema y cuales son parasimpáticos, pues también tenemos que saber que esta división como tal no existe, pues por ejemplo el corazón tiene estimulación tanto simpática como parasimpática, por ello, desde mi punto de vista es muy simplista catalogar esto como acción yin yang, en referencia a la naturaleza simpática o

parasimpática, y si esto no lo complica todo, también tenemos que saber que el sistema inmune y endocrino en estas acciones también interactúan. Por ello, vamos a ir exponiendo los diferentes moduladores.

Vamos a seguir con el Pulmón.

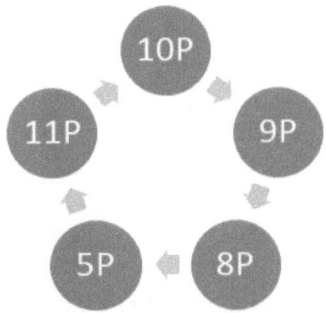

Sabemos que la acción del zang de pulmón tiene predominancia simpática, cuando punturemos el 9P, actuaremos estimulando este zang. Es un punto muy importante en la ventilación pulmonar, como veremos en el apartado 9P. En este sentido el 5P sería el que dispersa el pulmón, pero obvio que no quiere decir que disminuya la acción pulmonar, sino que ayuda a purificar la energía de este, útil en enfermedades infecciosas, tos, disnea. Sobre todo, en patología infecciosa, ese es su poder "sedante". (en este caso la sedación sería una estimulación Inmunológica que reduciría los factores patógenos climáticos).
Es por ello, que debemos de entender realmente que quiere decir o que queremos decir con tonificación o sedación en un contexto Psiconeuroinmunoendócrino. A veces sedare, dispersar señala* una acción de eliminar un "algo" del organismo.

Los lisados asociados como sabemos son:

- Bioneumón
- Lisaderm

- Timo

Riñón.

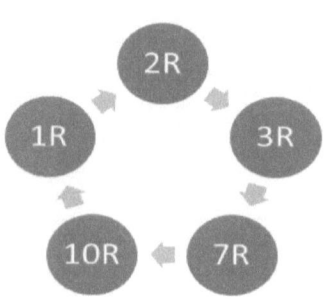

En este caso el 7R será el punto que estimule la acción del zang. Sabemos que es un punto que activa la función del riñón, en relación con el equilibrio de los líquidos.

El 1R sería el punto que dispersa, en realidad, actúa sobre la rama parasimpática, en este caso la estimula, por ello enriquece el yin de riñón (testosterona, hormonas del eje gonadal) y frena el yang, sobre todo de hígado, por esta misma razón lo relaja, sin embargo, esta relajación no es por sedación, todo lo contrario, al estimular el yin de riñón, en el hígado este aumento de yin calma el viento. Vemos que en este caso se une el entramado hormonal.

Los lisados asociados como sabemos son:

- Vejiga
- Renal y suprarrenal
- Médula espinal
- Cerebro plus
- Lisadfort
- Bioptimar
- Bioclimar
- Bioandroar

Hígado.

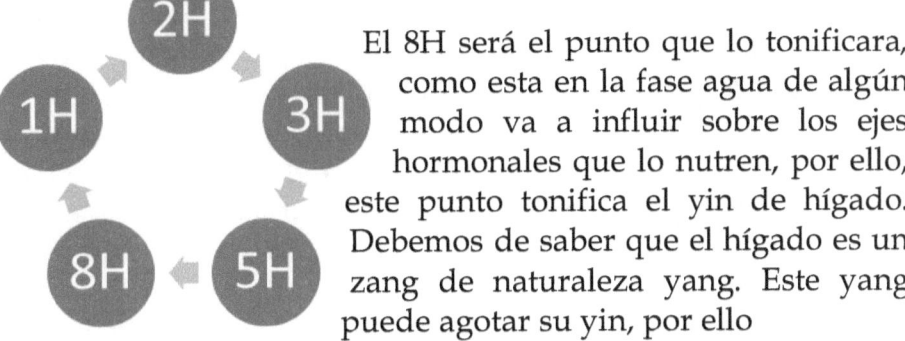

El 8H será el punto que lo tonificara, como esta en la fase agua de algún modo va a influir sobre los ejes hormonales que lo nutren, por ello, este punto tonifica el yin de hígado. Debemos de saber que el hígado es un zang de naturaleza yang. Este yang puede agotar su yin, por ello

el 8H como sabemos nutre la sangre y el yin de hígado, siendo también indicado en la actividad sexual. El 2H será el punto que sede a este zang, en este caso sí que será una acción parasimpática de desaceleración, por ejemplo, será útil en hipertensión, de alguna manera frena la actividad cardiaca.

Los lisados asociados como sabemos son:

- Colágeno músculo
- Hígado plus
- Ojo total
- Tiroides

Corazón.

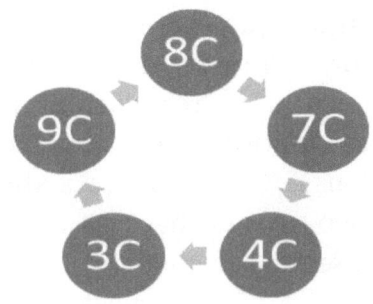

En este caso el 7C sedaría la actividad yang (simpática del corazón, por activación parasimpática). Se relaciona con alteraciones cardiacas del corazón, sobre todo de tipo funcional, por otro lado, calma el Shen y el "espíritu". Como sabemos, esto es por su acción en el freno vagal y estimulación de la red social, estimulando conductas relajadas y de acercamiento (Teoría polivagal)[8][9]. El punto de tonificación será en este caso el punto 9C, siendo el punto Ting del meridiano un punto que sin duda provocará un aceleramiento del yang del corazón, activación simpática, de hecho, se utiliza para despejar los sentidos, aclarar nuevamente al cerebro. Por ser Ting también despeja el calor.

Los lisados asociados como sabemos son:
- Bioartrón

Bazo.

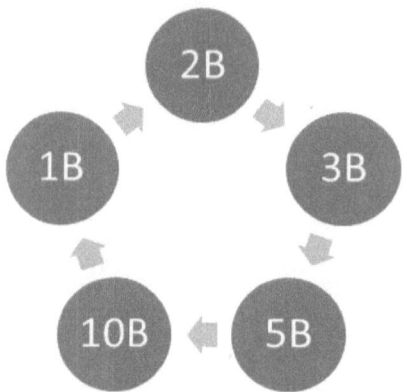

En Este caso es el 2B quien lo estimula, pues tanto el 2B como el 3B son potentes estimuladores de la red parasimpática del aparato digestivo, al igual que el 36E, esto hace que sus acciones fortalezcan las funciones de génesis de Qi y Xue, propias del sistema de recuperación y reparación (parasimpático) en contrapartida de las acciones de lucha o huida y defensa (simpático). Sin embargo, el 5B no lo seda, en el sentido de frenar el parasimpático, lo que hace es ayudarlo a eliminar la humedad de este y descongestionarlo.

Los lisados asociados como sabemos son:
- Biogastrón
- Biohemón
- Colágeno músculo
- Páncreas
- Tiroides

Ahora vamos a seguir avanzando en la propuesta.

Modulación neuroendocrina a través de los Mo y Shu dorsales, como sabemos los patrones están descritos por tres partes.

1ra: Xu o Shi
2da: Xue (yin) o Qi (yang)
3ra: Un zang o un fu

Por ejemplo:

Xu Yin R. Según lo que hemos dispuesto en los puntos shu antiguos el punto indicado será el 7R, por el marcador somático modulador al alza.

Ahora deberemos modular el (YIN) de este patrón y para ello utilizaremos los puntos que a continuación presento.

- Shu Dorales
- Mo ventrales

Marcadores somáticos Shu dorales

Estos puntos están situados en la espalda, donde conectan con el Qi de los Zang-fu, cada punto corresponde a un órgano.

Cuando un órgano sufre una disfunción estos aumentan su sensibilidad, son importantes en el diagnóstico y tratamiento, siendo de naturaleza yang, por lo tanto, tratan los trastornos de los Zang, es curioso, ya que los Zang son Yin. Los puntos Shu dorales son yang por naturaleza y tratan el yin de los cinco Zang, ver tabla.

PUILMÓN	13V	DORSAL3
MAESTRO CORAZÓN	14V	D4
HÍGADO	18V	D9
CORAZÓN	15V	D5
VESICULA BILIAR	19V	D10
BAZO	20V	D11
ESTÓMAGO	21V	D12
SAN JIAO	22V	LUMBAR 1
RIÑÓN	23V	L2
INTESTINO GRUESO	25V	L4
INTESTINO DELGADO	27V	SACRO 1
VEJIGA	28V	S2

En los **Puntos Shu de la Espalda se concentra el Qi proveniente de los Zang-Fu**, por lo tanto, existen 12 Puntos Shu uno por cada órgano. Se encuentran en la espalda, y corresponden con Puntos de Acupuntura de la rama interna del Meridiano de la Vejiga.

Cada Punto Shu de la Espalda corresponde a un órgano; cuando un órgano sufre una disfunción, estos se vuelven dolorosos. Estos Puntos corresponden anatómicamente a la situación de los órganos internos.

Funciones de los Puntos Shu de la Espalda.

Como habíamos dicho, los Puntos Shu de la Espalda corresponden anatómicamente con la posición de cada Zang-Fu; esto explica, su característica en el diagnóstico y su utilidad en la terapia ya que su conexión energética es muy directa.

Función diagnóstica:

El desequilibrio energético en los Zang-Fu, vuelve dolorosos los puntos Shu de la Espalda correspondientes. Para conocer el estado de los órganos internos sólo tenemos que ejercer presión sobre estos puntos; si esta presión es percibida por el paciente de forma dolorosa o molesta, nos puede estar indicando alguna alteración funcional de dicho órgano. La experiencia nos hace conscientes de la existencia de pacientes en los cuáles el dolor lo soportan mejor que otros, y el hecho de preguntar que, si el punto duele, a veces nos puede llevar a error. Por lo tanto, es preferible mirar el rostro del paciente y si se ve que ante la presión el masetero se contrae o hay algún espasmo, podemos inferir de forma más acertada que ese punto está más sensible de lo normal. También hay que medir la fuerza que aplicamos, ya que si se aprieta mucho siempre se producirá dolor, esté el punto activado o no. Previamente se tiene que hacer una prueba no dolorosa presionando en un sitio donde no exista dolor y preguntar como siente la presión. Después, con esa sensibilidad iremos presionando todos los Puntos. También hay que tener cuidado cuando se presiona sobre un hueso ya que siempre será doloroso esté o no el punto activado.

Función terapéutica:

Los **Puntos Shu de la Espalda tratan los desequilibrios internos de los Zang-Fu**. El *Nan Jing* dice: «en caso de lesión de los órganos o meridianos Yin, la energía perturbada se manifiesta en el punto Shu de espalda, en la región Yang».

Esta frase, nos indica que estos Puntos se utilizan sobre todo para tratar a los órganos Yin, a los Zang.
De modo que emplearemos **los Puntos Shu de la espalda en desequilibrios de tipo Yin**. De esto deducimos, además, que serán especialmente **rápidos y efectivos en enfermedades crónicas (por Xu)**.

El tratamiento con los Puntos Shu de la Espalda actúa también sobre los órganos externos relacionados con cada Zang-Fu. Ejemplo: punturar 18V para tratar además del Hígado los problemas en los ojos, problemas en los tendones

Marcadores somáticos Mo ventrales

En los Puntos Mo Alarma se concentra el Qi proveniente de los Zang-Fu, así que también existen 12, uno por cada órgano interno. Los Puntos Mo Alarma se **encuentran en el tórax y el abdomen**. De la misma manera que los Puntos Shu de la Espalda, los Mo Alarma se sitúan en correspondencia anatómica con los Zang-Fu.

En la siguiente tabla se enumeran los Puntos Mo Alarma:

MERIDIANO	*PUNTO MO ALARMA*
PULMÓN	1 P
INTESTINO GRUESO	25 E
ESTÓMAGO	12 RM
BAZO	13 H
CORAZÓN	14 RM
INTESTINO DELGADO	4RM
VEJIGA	3 RM
RIÑÓN	25 VB
MAESTRO CORAZÓN	17 RM
SAN JIAO	5 RM
VESÍCULA BILIAR	24 VB
HÍGADO	14 H

Funciones de los Puntos Mo Alarma.

Igualmente, que los Puntos Shu de la Espalda, los Puntos Mo Alarma se utilizan tanto para el diagnóstico como para el tratamiento.

Función diagnóstica:

Ya que son Puntos donde se concentra el Qi de los Zang-Fu, estos se vuelven sensibles a los desequilibrios energéticos de los órganos internos. Si la presión sobre estos Puntos es dolorosa, podemos intuir un posible problema en su correspondiente Zang-Fu.

Función terapéutica:

Los Puntos Shu de la Espalda y los Mo **tratan los desequilibrios internos de los Zang-Fu**.

El *Nan Jing* dice:

«EN CASO DE TRASTORNOS EN LAS ENTRAÑAS O DE LOS MERIDIANOS YANG, LA ENERGÍA PERTURBADA SE MANIFIESTA EN EL PUNTO MU EN LA REGIÓN YIN».

De esto deducimos que los Puntos Mo Alarma se utilizan para tratar a los órganos Yang, a los Fu. Estos Puntos son especialmente efectivos en los desequilibrios agudos (por Shi). Los Puntos Shu de la Espalda están en la región Yang y tratan al Yin (Xu). Los Puntos Mo Alarma están en la región Yin y tratan al Yang (Shi). Esto es importante pues podremos usar estas dos familias de puntos para buscar el equilibrio.

Podemos combinar el uso de los Puntos Shu de la Espalda y los Puntos Mo Alarma para reforzar la acción terapéutica, es decir, punturar el Punto Shu de la Espalda de un órgano y el Punto Mo Alarma del mismo órgano; este método se llama *"técnica Shu-Mo"*.
El empleo de "Shu-Mo", está indicado en aquellos **desequilibrios que presenten síntomas Yin y Yang (Xu y Shi) al mismo tiempo**.

En nuestra propuesta estos puntos serán muy importantes para regular el complejo (yin-yang) de cada patrón.

La combinación

La propuesta será la siguiente:

a) Evaluar el paciente según protocolo de la MTch
b) Marcar patrón o patrones.
c) Buscar punto que tonifique o disperse el patrón, según evaluación. (Puntos Shu antiguos)
d) Buscar puntos que modulen el yin o el yang, según patrón. (Puntos Shu dorsales o Mo Ventrales)
e) Asociar esto al lisado o lisados necesarios para actuar en sinergia.

Evaluar el paciente.

En Medicina China tenemos cuatro métodos de evaluación:

a- Interrogatorio

b- Auscultación

c- Palpación

d- Observación

Me gustaría señalar de estos cuatro métodos el (d) pues nosotros tenemos una metodología de observación que intenta ser lo más objetiva posible.

Análisis Cualitativos sistémicos de la sangre a través de la coagulación.

Es evidente que la fisiología propia de la medicina china **no es** en varios sentidos la misma que la occidental. Esto sucede por la **mirada sistémica de la misma**. Mientras que a occidente siempre le ha interesado lo físico y cuantitativo, a oriente le intereso lo sistémico y cualitativo. Desde estas miradas se han ido gestando estas dos tendencias de la realidad que sin duda hoy deberían de reencontrarse en una mirada mixta. Nosotros no vamos a diagnosticar enfermedades, pues una gota de sangre no puede ser tan precisa, o tan reduccionista, sino que vamos a evaluar distonías neuroinmunoendócrinas, que es lo que la Medicina China lleva haciendo desde que Zhang Zhong Jing (150-219 d.c) generara la teoría de los "síndromes" de la Medicina China. Lo que hoy conocemos como Distonías Neurovegetativas que se manifiestan a través de los sistemas psiconeuroinmunoendocrínos (Moltó.2018).

Nota: en mis trabajos no me gusta usar la palabra diagnóstico, pues es un término médico que hace referencia al diagnóstico de enfermedades, en MTCh no se diagnostican enfermedades sino que se evalúan "síndromes", y como verán tampoco uso la palabra "síndrome" precisamente para no confundir a los médicos pues los síndromes son agrupaciones de signos y enfermedades, por ello utilizo la palabra "patrón" que es más neutra y el termino evaluación que nos saca de problemas teóricos e incluso legales.

Espero entienda los amantes de la tradición que cambien algunos términos con el afán de no crear roces teóricos con otras disciplinas, seguro Zhang Zhong Jing entendería estas palabras.

Por ello debemos de saber que, la fisiología energética es diferente a la biológica, motivo que nos debe de estimular para hallar puntos de unión entre:

Bases Fisiológicas de los Zang - Fu

Prof. Juan Pablo Moltó Ripoll ©.
www.acupunturacientifica.com

Es necesario conocer qué puntos de unión tienen cada una. La medicina china siempre utilizó metáforas para describir los fenómenos que encontraba en la naturaleza. Tenemos que saber que las ciencias basadas en la tradición siempre han usado metáforas para describir lo que se observaba, de esas metáforas surge lo que conocemos hoy en día como medicina **Tradicional** china. Es nuestro objetivo empezar a explicar estas descripciones, con la intención de encontrar nuevos caminos que integren estas nuevas realidades.

Con esta metodología de observación podemos evaluar correcta y objetivamente los patrones. Por ejemplo, en un paciente que presente un cuadro de xu yang de bazo, observaremos en la gota de sangre un color pálido de la misma y falta de fibrina no soluble.

Esto se podrá observar de forma objetiva como podemos ver en la fotografía siguiente.

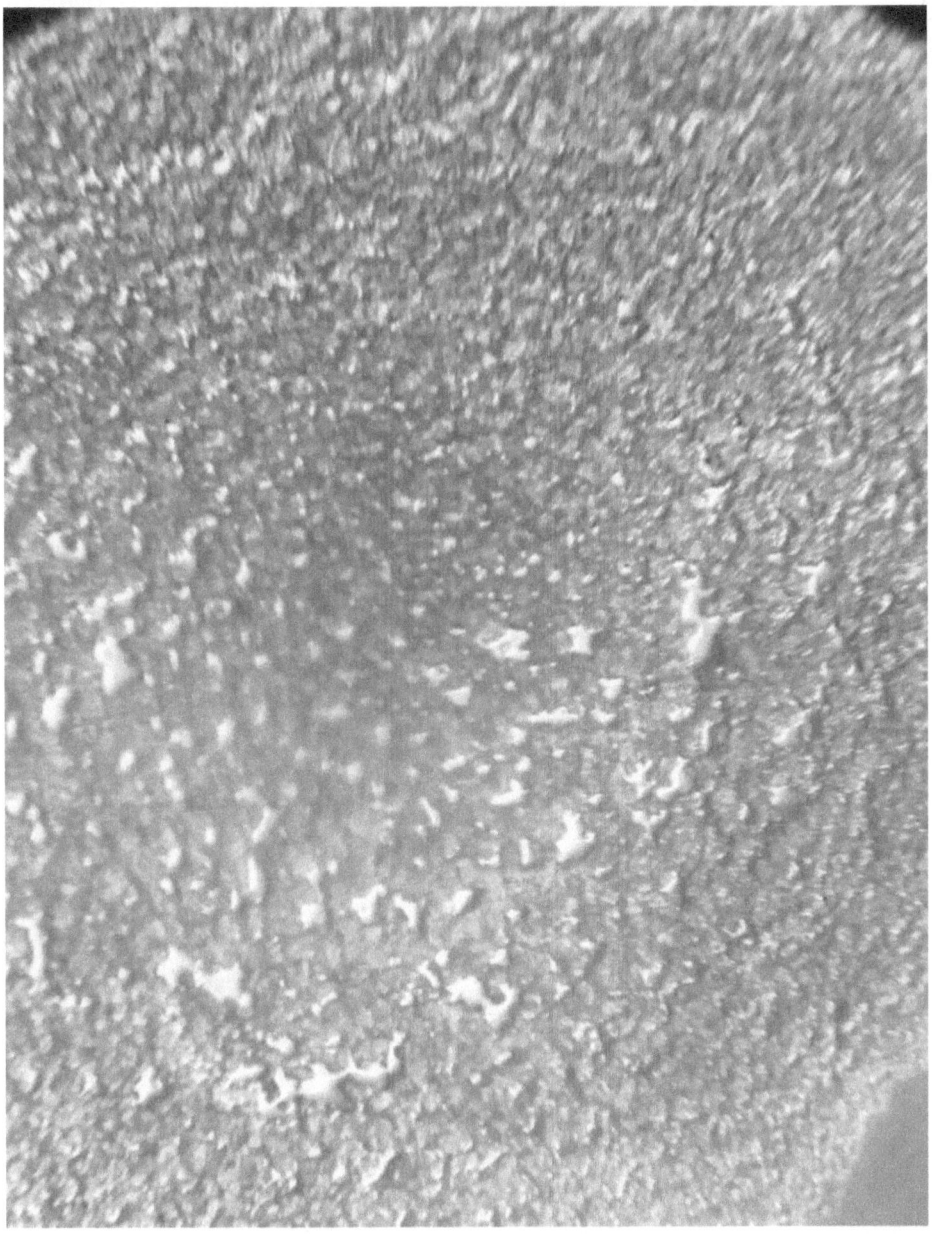

En este caso los marcadores somáticos y el lisado recomendado podrían ser suministrados al paciente e ir valorándose la mejora de forma objetiva de sesión en sesión.

Los demás métodos de evaluación son conocidos por la totalidad de los profesionales de la MTch.

Evaluar el patrón

En este caso estaríamos hablando de las distonías neuroinmuno-endócrinas que presente nuestro paciente. Quiero señalar que en esta propuesta las distonías por xu de yin o xue son mejor resueltas.

- Xu Yin P

- Xu Yin R

- Xu Yin H

- Xu Xue H

- Xu Yin C

- Xu Xue C

Usar marcadores somáticos

En nuestra propuesta usamos los puntos shu antiguos, lo Mo Ventrales y lo Shu Dorsales, pero obvio que el especialista en acupuntura entendiendo la idea general de este trabajo puede usar otros puntos y otros sistemas.

Lisados

Y para terminar con la propuesta lo que haremos será unir la estimulación con acupuntura al lisado o lisados que el paciente necesite, siempre bajo los criterios profesionales de cada especialista, y no intentando ser el sustituto de ninguna medicación recetada por el médico.

Estos son los objetivos de esta propuesta.

Vamos a pasar ahora a un tema complejo que también se puede abordar con estos nutracéuticos.

Capítulo 6. inmunomodulación

¿Qué inmunorregulador potenciaría el Sistema Inmune y, con ello, ayudaría a una diversidad de enfermedades?: **El timo**. Pues sabemos que coadyuva a tonificar el sistema inmunológico. Por ello es utilizado para concurrir a ralentizar procesos tumorales y enfermedades degenerativas y autoinmunes. Ahora la pregunta es sencilla, ¿Qué puntos de acupuntura estimulan el Timo?

La acción de la Acupuntura sobre la inmunidad está actualmente fuera de toda duda, y sus mecanismos de acción se van precisando progresivamente[10]. Hoy hay sobrada evidencia en el efecto de la acupuntura en:

Efecto antiinflamatorio local[11]:
Acción antiexudativa-antiinflamatoria.
Afecciones inflamatorias humanas y veterinarias.
Inflamaciones experimentales en Veterinaria.
Efecto antiinflamatorio general por acción endocrina
Acción múltiple sobre neuromediadores (substancias endógenas morfomiméticas): encefalinas, dynorphine, endorfinas, nagapéptidos.
Efecto antiinflamatorio general por inhibición de substancias algogenas e inflamatorias: Substancia P, CCKS, Serotonina, etc.

Acción sobre la inmunidad celular:

Modula el número de leucocitos.
Estudios en leucopenias experimentales.
Incremento de polinucleares neutrófilos.
Incremento de los linfocitos T y B.
Disminución de los leucocitos.
Aumento de la actividad fagocitarla del sistema reticuloendotelial:

Aumento del poder bactericida leucocitario por un aumento de la capacidad fagocitarla y de la movilidad de macrófagos y neutrófilos.
Incremento de la tasa de transformación de linfoblastos.
Activación de células NK.
Aumento de las fracciones del complemento.

Acción sobre la inmunidad humoral:

Aumento de la tasa de anticuerpos: inmunoglobulinas IgA, IgG, IgM.

Acción sobre la opsonina: Aumento de la tasa de opsonina; aumento de la actividad opsoninocitofágica; aumento de las tasas de aglutininas y hemolisinas.

Acción sobre el interferón y acción neuroendocrina:

Acción sobre el eje suprarrenal-hipófisis-hipotálamo.
Acción sobre el timo: linfocitos T y linfocitos T helper.

Fórmulas que podrán combinar con el lisado del TIMO.

Neutrófllos: ll IG, 1IG, 36E, 4IG, 14DM.
Leucocitos (disminución): E36, 4IG, 14DM, lIG, 39VB, 6R, 12RM, 25E.
Leucocitos (incremento): E36, V32, V33, V34, lIG, 4IG, 39VB, 6R.
Formación de linfocitos T y B: 5SJ, 4DM.
Formación de linfocitos NK: 36E.

HUMORAL
Inmunidad humoral en general: 14DM, 20DM, E36, V21, GI4, 1IG, 12DM, E25, E37.
Anticuerpos: 14DM, 25E, 37E, 36E, 4GI, 39VB, 27E, 23V.
Inmunoglobulinas: E36, 20DM, 4RM, E25, E37.
Formación de linfocitos B: 4DM.
Linfocitos NK: 36E.

Linfocitos TyB: 14DM, E36, V20, 36E, MC6, 4H, C7, P9, R6, V43.

Acción sobre el timo [12] [13] [14] [15] [16] [17]

Acción general: 17 y 18RM
Formación de linfocitos T: 5SJ.
Formación de linfocitos T helper: 36E, 4GI.

Para un aumento general de la inmunidad.

Hidrolizado de TIMO conjunto con los marcadores somáticos:

- 17RM

- 18RM

- 5SJ

- 36E

- 4IG

- 36E

Cáncer e inmunoregulación

Recuerden: *«Una vez ingeridos, estos péptidos llamados también factor de crecimiento, se distribuyen en los vasos sanguíneos (Xue) y antes de ser captados por el hígado para su degradación, se unen a receptores celulares específicos del órgano diana, allí inducen una replicación del ADN, esto hace* que el órgano aumente su poder de regeneración, ya que hace que el ADN pase de la fase S (reposo) a la fase G2 (duplicación)». Exacto, imaginemos que nuestro paciente tiene cáncer hepático. ¿Qué pasaría si diésemos hígado? Ante esta pregunta la respuesta es muy compleja, pues, se supone que una célula tumoral es una célula que ha perdido su identidad, es por ello, que muchos teóricos opinan que no sucedería nada, con respecto a la célula mutada, es decir, no aumentaríamos su división, pues el estímulo sería específico sobre la célula hepática, **pero no sobre el linaje mutado.**

El lisado recomendado en el cáncer **es el Timo**. Es decir, el inmunoestimulante por excelencia. Sabemos que es un eficaz inmunoestimulador, por lo que se indica en inmunodeficiencias de diferentes orígenes, **si se combina con ganglios linfáticos y bazo** se puede utilizar como coadyuvante en el tratamiento del cáncer. Por otro lado, yo solo estoy sugiriendo qué lisados se pueden usar en cada caso, es responsabilidad del médico el uso de estos, cada paciente tiene una historia y esta es solo responsabilidad del médico.

El tratamiento pues sería:

Hidrolizado de:

- Timo
- Ganglios
- Biohemón

Marcadores somáticos:

- 17RM
- 18RM
- 36E

Y por supuesto los puntos que modulen el patrón.

Camuflaje de la célula cancerígena

Sin embargo, tenemos un problema, la idea de que sea el propio sistema inmunitario el que se encargue de eliminar las células cancerosas como si fueran una bacteria, un virus o cualquier otro organismo extraño ha explotado en los últimos cinco años. Ya no es tan sencilla la cosa, los investigadores han descubierto que aun teniendo un sistema inmune optimo las células tumorales aprenden a esconderse. El camino ha sido largo. Pero, hoy día, todos los laboratorios punteros que trabajan en oncología están en esa carrera, es por ello por lo que los que nos dedicamos a la acupuntura científica debemos de tener presente que no es tan simple la situación, no se trata ingenuamente de estimular el 36E como proponen algunos y esperar que las NK eliminen las células oncológicas, pues como señalan los estudios recientes, estas aprenden a esconderse. Es importante que siempre tengamos presente que la lucha contra esta enfermedad es compleja, alejarnos de la idea ingenua de que encontraremos un medicamento mágico que aliviara el cáncer de forma radical, cosa que se vende muy bien en las redes sociales, sobre todo en las terapias alternativas o complementarias, donde cabe cualquier opinión gratuita sin ninguna base científica pero que se vende bien a un público necesitado de soluciones rápidas, aunque falsas. Estos charlatanes atacan a la ciencia, argumentando que la misma no hacen nada más que empeorar las cosas. Sin embargo, los que nos dedicamos a la ciencia sabemos que es una carrera llena de obstáculos y de muchos fracasos, es más podríamos decir que son más los fracasos que los éxitos que cosecha un científico a lo largo de su carrera activa. Pocas veces las hipótesis se convierten en una teoría suficientemente sólida (casi una ley científica) capaz de explicar sin fisuras un fenómeno como la aparición de un tumor. Es por ello por lo que podremos observar en los ámbitos alternativos, doctores que aseguran que su teoría es infalible. Sin embargo, cuando buscamos los datos que las respaldan observamos que solo se sostienen por razonamientos y ejemplos únicos, descontextualizados de una estadística que la respalde y grupos que puedan refutar o reforzar las ideas, independientes al autor de esa propuesta. Pese a eso, en las redes sociales las ideas no demostradas corren como la pólvora, y todos los que argumenten en contra de ellas son mal vistos. Así se generan dogmas, creencias indiscutibles y muy peligrosas en patologías tan graves como el cáncer. Si bien los tratamientos ortodoxos no son lo efectivos que uno desearía, eliminarlos por alternativas fantásticas creo que es una grave negligencia y, por ello, estas propuestas basadas en la AC deben de apoyarse en datos, objetivos de nuestra institución y sobre todo actuar como un mecanismo complementario siempre ajustado a la propuesta con más evidencia al momento de la fecha, y nunca alternativo, he ahí la gran diferencia entre complementario y alternativo, términos que generan gran incertidumbre en el sistema.

Fisiopatología que presenta este proceso.

En primer lugar, debemos de saber que cuando aparecen células tumorales por varias mutaciones consecutivas, ya sea esta genética, química, física y/o viral, nuestro sistema inmune las reconoce, es decir las identifica y en consecuencia las debe de destruir. Esta idea es la que nos lleva al propósito de tener un sistema inmune capaz. Por ello el estudio de marcadores somáticos (puntos de acupuntura) que mejoren la respuesta inmune tanto natural como la adquirida, como sabemos las células que hacen esta función son los linfocitos T y Natural Killer. No obstante, esto no es tan sencillo en la práctica, la ciencia ha descubierto que algunas células tumorales se camuflan, y, por lo tanto, nuestro sistema inmune aun siendo efectivo **no ejerce su función de búsqueda, reconocimiento y eliminación.**

Es por ello, que la acupuntura en este sentido se queda entredicha.

Existen varios mecanismos por las cuales las células tumorales pueden "camuflarse" para evitar ser destruidas por el sistema inmunológico. Uno de los más conocidos es el llamado PD-1/PDL-1.

Para ello, células tumorales se dotan de una molécula llamada **PD-L1** en su membrana celular. Por otro lado, los linfocitos T citotóxicos tienen en su membrana una molécula llamada PD-1, también unido a su membrana celular. La PD-1 del linfocito T se une a PD-L1 de la célula tumoral. Esto hace que el linfocito reconozca a la célula tumoral como propia y no la ataque. **Este "engaño" hace que las células tumorales** no sean destruidas, y así ellas proliferan y migran a otros órganos produciendo metástasis.

La oncología moderna busca diseñar fármacos (principalmente anticuerpos monoclonales) que se **interpongan entre la PD-1 y la PD-L1, es decir que bloqueen el receptor de los linfocitos o de las células tumorales** y así se restaure la capacidad de reconocimiento.

El proceso en el que intervienen es el siguiente: muchas células cancerígenas tienen muchos receptores PD-L1 en la superficie (están sobreexpresadas, en argot científico). Son su mecanismo (o, mejor dicho, el que ahora mejor se conoce) para evitar ser atacadas como un cuerpo extraño por los linfocitos T que deberían localizarlas y destruirlas. Funcionan uniéndose a las PD-1 de los linfocitos. Es como si le dieran al interruptor que apaga si función defensora, con lo que los desactivan. Evitar esa unión por cualquier medio es, ahora, el objetivo de muchos trabajos en investigación oncológica. Es un hecho que hoy se oiga continuamente las palabras "anti-PDL1", si bloquean la proteína de la célula cancerígena, y "anti-PD1", si lo hacen con las del linfocito. De algún modo se busca romper este mecanismo de acción.

En ambos casos el efecto es el mismo: la llave no entra en la cerradura, y el proceso natural no se altera.

Sin embargo, las células tumorales son muy inteligentes y como sucede en el tumor de colon no muestran estas PDL1, explica Josep Tabernero, del hospital Vall d'Hebron de Barcelona. Por eso lo que se intenta es obligarlas a que los asomen. Para ello se está ensayando es tenderles una emboscada: tratarlas primero con otro medicamento que haga que las células cancerosas reaccionen, y, al intentar defenderse, saquen sus PDL-1. Entonces quedan expuestas al ataque de **la inmunoterapia.**

El hecho de que la PD-1 de los linfocitos exista independientemente de que la persona tenga un cáncer o no, y de que muchos tumores sobreexpresen la PDL-1 permite, además, que los medicamentos destinados a impedir su unión para desactivar el escudo cancerígeno se prueben en múltiples neoplasias diferentes. Es el caso de los ensayos CheckMate de BMS en cáncer de pulmón, cabeza y cuello y melanoma, cuyo inhibidor de la PD-1, nivolumab, fue aprobado en abril por la Comisión Europea para carcinoma renal metastásico. También en próstata.

Según estudios recientes, el lisado de Timo puede hacer esta función de desenmascaramiento gracias a que posee timosina alfa 1.

Entonces, con estas especulaciones, no estaría descabellado unir la acción del lisado que actúa sobre este proceso y al mismo tiempo el refuerzo de las NK y linfocitos ahora si con marcadores somáticos adecuados.

Timo y cáncer

La timosina alfa 1 (Ta1) es un péptido originalmente aislado del tejido tímico como el compuesto responsable de restaurar la función inmune a los ratones timectomizados[18]. Ta1 tiene un mecanismo pleiotrópico de acción, afectando a múltiples subconjuntos de células inmunitarias que son involucrados en la supresión inmune. Ta1 actúa a través de receptores similares a los peajes, lo que conduce a la activación y estimulación de la señalización vías de inicio de la producción de citoquinas relacionadas con el **sistema inmunitario**. Debido a los efectos estimulantes inmunes de Ta1, este compuesto sería útil en el tratamiento de la supresión inmunitaria, ya sea relacionada con el envejecimiento o con enfermedades como la infección o el **cáncer**. Diferentes estudios apuntan a este hecho. Este sería un péptido útil para revertir el camuflaje de las células tumorales. Estudios recientes, han encontrado evidencia suficiente para proponer que la timosina bloquea la fosforilación de una proteína llamada STAT-3, lo que inhibe la secreción de metaloproteína 2, que es la que estimula la invasión y migración de estas células tumorales, previniendo el crecimiento tumoral y las metástasis. Lógicamente, sabemos que los biopéptidos son suplementos alimenticios, son recomendados como coadyuvantes, por lo que no se recomienda dejar los tratamientos convencionales.

Los niveles séricos endógenos de Ta1 medidos en adultos sanos por inmunoensayo se encuentran en el rango de 0,1–1,0 ng/ml (Weller, Shah, Cummings, Chretien, & Mutchnick, 1992)[19] , Lo importante es que la concentración circulante tiende a ser más baja en individuos enfermos y más alto durante el embarazo (Jevremovic et al., 1997[20]; Sherman, Jones, Goldstein, & Naylor, 1991; Welch, Lee, Sokol, & Mutchnick, 1988; Welch, Mutchnick, Weller, & Sokol, 1987).

La pregunta ahora sería, ¿dónde se encuentra la Timosina?, como es lógico en el timo, sin embargo, también se ha encontrado en: bazo, pulmón, riñón, cerebro, sangre, y un número de otros tejidos. (Wang, Makofske, Bach, & Merrifield, 1980). Como sabemos las Timosina es un grupo de proteínas de unión a actina que, además, intervienen en el desarrollo de las células del sistema inmune. Sobre este punto me gustaría señalar algo que creo que es muy importante. En el hidrolizado de Timo, se encuentra no solo la timosina, en él se encuentran todas las familias de sustancias con relación a su génesis, es por ello por lo que recomendamos tomar los lisados del tejido en su totalidad, no solo un extracto de una sustancia extraída del mismo y fabricada artificialmente. Al igual que sucede con las plantas medicinales, los acupuntores sabemos que la planta en su totalidad tiene funciones que van más allá de un principio químico aislado y descontextualizado, la bioenergética del producto entero es mucho mejor que un derivado de esta, donde el Qi del producto se pierde.

Conclusión:

Es por ello por lo que el lisado de timo lo daremos por dos acciones:

a. Estimulación global del sistema inmune, y

b. Bloqueo del camuflaje de las células tumorales.

Capítulo 7. Patología autoinmune

Desde nuestra propuesta la patología autoinmune, se va a tratar desde dos enfoques:

a. a través de marcadores somáticos que modulen la inflamación, y

b. presentación de lisados específicos asociados a la enfermedad autoinmune.

A continuación, voy a presentar uno de los trabajos en los cuales se usa este enfoque para que el lector se haga una idea in situ de lo que digo.

Efecto anti-inflamatorio de péptidos de colágeno Tipo II en pacientes con artritis reumatoidea, estudio piloto[21].

Autores: Dres. Báez, Antonio Guillermo; Feldman, Sara; Cointry, Gustavo. Grupo GIEMI y Facultad de Ciencias Médicas de Rosario. (Argentina).

Se realizó un estudio piloto con el fin de **evaluar la inflamación** y algunos parámetros bioquímicos en pacientes con AR tratados con péptidos de Colágeno tipo II, que no respondieron satisfactoriamente a los tratamientos con corticoides e inmunosupresores.

Se midió el número de articulaciones afectadas en 20 pacientes con diagnóstico de AR de acuerdo con los criterios de ARA, 15 mujeres (edad promedio 54 años) y 5 hombres (60 años), tratados previamente con corticoides y metrotexate a dosis terapéutica un período mínimo de 6 meses, sin resultados positivos. Estos pacientes concurrieron al consultorio buscando algún tipo de respuesta a su dolencia.

El tratamiento consistió en la administración durante 120 días de Péptidos de Colágeno Tipo II por vía oral (5 ml. diarios de una solución 10% p/v, como Hidrolisados del Instituto Sucesores A. Villar S.A.)

Se evaluó la cantidad de articulaciones afectadas a los 30, 60, 90 y 120 días de tratamiento. Se consideraron las articulaciones de miembros superiores e inferiores, como hombros, codos, manos, caderas, rodillas y pies. El examen de laboratorio incluyó hemograma, VSG, PCR, FAN y Látex.

A los 30 días de iniciado el tratamiento se suspendió los corticoides y el metrotexate.

Conclusiones:

Al comienzo del estudio los pacientes presentaban 44 articulaciones afectadas (2,2 promedio por paciente), a los 60 días 26 (1,3), a los 90 días 13 (0,65) y a los 120 días 8 (0,4).

El hemograma fue normal para todos los pacientes durante todo el tratamiento. La VSG promedio a los 30 días fue de 52 ± 15, reduciéndose significativamente a los 60 días a 21 ± 7 ($p<0,05$), a los 90 días a 15 ± 4 ($p=0,01$) y a los 120 días a 11 ± 3 ($p<0,05$).

El patrón de FAN homogéneo se redujo significativamente de 1/40 promedio (30 días) a 1/16 promedio (90 y 120 días, $p<0,05$) Los valores de PCR y Látex no variaron.
A la luz de los resultados obtenidos podemos inferir que la

administración de péptidos de colágeno **Tipo *II indujo algún grado de tolerancia inmunológica***, lo que permitió la mejoría clínica y de laboratorio. A partir de ello, deben realizarse estudios específicos para evaluar más objetivamente a los pacientes, con parámetros estandarizados tanto en su evolución clínica como bioquímica, para poder confirmar o no estos hallazgos.

En vista de los resultados obtenidos en este trabajo exploratorio, nuestros investigadores programaron y realizaron un estudio que tuvo como universo de aplicación a un conjunto de conejos en laboratorio. Investigación que, culminada en su primera etapa, fue presentada ante las XXXI Jornadas Anuales de la Asociación Argentina de Alergia e Inmunología Clínica y XI Congreso del Cono Sur de la Asociación Latinoamericana de Alergia, Asma e Inmunología.

Lo importante de este estudio es que nos abre la puerta a la indicación para mí más importante de esta gama de productos: **la inducción a tolerancia oral.**

Generación de efecto de Tolerancia oral por administración de antígenos homólogos en enfermedades autoinmunes. Disolver flema/TAN.

Sin lugar a duda creo que este efecto de la lisadoterapia es el más prometedor, y siempre y cuando se combine con la acupuntura los efectos serán sin duda sorprendentes, nuestra intención sin duda es esa, pues sostengo firmemente que la acción conjunta de la acupuntura junto a la medicina biológica es la mejor integración y opción.

Será importante hablar de la Tolerancia y profundizar en ella en este punto, por lo importante del tema, a estas alturas sabemos que estamos hablando de inmunidad adaptativa, que es la inmunidad mediada por el aprendizaje, donde nuestro SI puede aprender a discriminar entre los antígenos propios (autoantígenos) y los ajenos. Hoy se sabe que para cada antígeno existe una línea celular específica que se denomina «clon». Puede suceder por distintos motivos que nuestro sistema falle en esta discriminación y ataque a nuestros autoantígenos. Ahora bien, lo importante es saber que este error defensivo puede hacer que nuestro SI ataque a nuestras estructuras orgánicas (Yin) generando patologías por lo general muy graves. Por ejemplo, si ataca al páncreas puede generar la diabetes tipo I, o al SN generar allí la esclerosis múltiple, etc.

¿Qué es la tolerancia?

La tolerancia es, como dijimos, la falta de respuesta a un antígeno. La entrada de un antígeno por vía oral generará una respuesta inmune específica que se diferencia de otras por la capacidad de generar tolerancia, por ciertas células del Sistema Inmune, los linfocitos T. A esta inhibición de la respuesta es a lo que se llama tolerancia oral. Esto hace que o bien se suprima o se inhiba la reacción antígeno-específica hacia ese clon.

Si nuestro sistema inmunológico no tolerara ciertas sustancias no podríamos ni siquiera alimentarnos. El SI es un sistema programado para responder a los antígenos, los linfocitos T y en concreto lo TH1, estimulan la respuesta inmune hacia estos antígenos, a través de la producción de citocinas en este caso la IL-2 e INF gamma. La entrada de proteínas por la mucosa digestiva estimula los linfocitos T, pero los TH2 liberan sustancias inhibidoras de la respuesta inmune como IL-4 y TGF beta, esto es lo que hace que nuestro cuerpo pueda tolerar la comida. Por lo general esto ocurre en las placas de Peyer, en los linfocitos intraepiteriales y el tejido conectivo bajo la superficie epiterial, entre otras células.

Los lisados están compuestos por fragmentos de péptidos de bajo peso molecular, y de varias longitudes, estos penetran en estas estructuras antes mencionadas, son fagocitadas por macrófagos o células dendríticas que las procesan y las presentan, por lo que se denominan «presentadoras de antígenos» y son reconocidas por linfocitos T auxiliares y/o reguladores desencadenando lo que se conoce como tolerancia inmunológica.

«Se ha demostrado en modelos animales que péptidos pequeños pueden inducir la aparición de estos linfocitos cuando las sucesiones de aminoácidos presentes (llamados epitopes de determinación de antígeno) son las apropiadas. Estos son los mecanismos que genera la ingesta de lisados provenientes de tejidos u órganos homólogos a los "agredidos" en la enfermedad autoinmune (órgano blanco)».

Hipótesis.

Esta terapia es sumamente importante para

a) nutrir el Yin de los órganos y tejidos que deseemos, y
B) eliminar el TAN mediante inducción a la tolerancia oral.

Supongo que el lector entenderá lo importante de lo aquí escrito y las consecuencias que esto puede acarrear en el mundo de la medicina, sobre todo en el mundo de la reumatología, donde sabemos que la mayoría de las patologías responden a la flema/TAN.

Contraindicaciones.

En la fenilcetonuria. Es una rara afección, que hace que el organismo que la padece, y desde su nacimiento, es incapaz de descomponer adecuadamente el aminoácido llamado fenilalanina, será evidente que este aminoácido no se podrá suministrar, por ello esta terapia está contraindicada.

La Flema/TAN y los procesos autoinmunes como mecanismos de ruptura de la tolerancia oral.

Lo primero que me gustaría delimitar o diferenciar claramente es la humedad de la flema/TAN, o lo que entendemos como flema/TAN en este trabajo. Pues está íntimamente ligada a procesos inmunológicos de *ruptura de tolerancia*, entre otros procesos, como los relacionados con los radicales libres.

Voy a utilizar en este trabajo el binomio flema/TAN, con ello intento señalar o por lo menos diferenciar la flema como un producto de la mala metabolización de detritus o procesos bioquímicos como la urea etc. de la flema/TAN donde hay un **compromiso inmunológico latente**.

Por lo general encuentro muchas dificultades a la hora de encontrar textos aclaratorios sobre este asunto en la literatura concerniente a la Medicina China. Se dice que la humedad/flema es un subproducto patológico consecuencia de la mala función (según el modelo de la MTch) del bazo en primer lugar, seguido del pulmón y riñón. Estos zang están encargados de su metabolización y distribución. Si esta función no se lleva a cabo adecuadamente pueden generar humedad/flema, y esta atacar a diferentes partes del organismo, desde los meridianos hasta los zang/órganos.

Sin embargo, cuando hablamos de flema/TAN tenemos que entender que **no es lo mismo** que las sustancias generadas por estos zang, sino que detrás de este proceso se esconden las enfermedades inmunológicas por pérdida de tolerancia y consecuente gestación de una patología autoinmune.

Aquí evidentemente los mecanismos son mucho más complejos, y debemos de entenderlos en profundidad. Pues la flema/TAN corresponde en parte a estos últimos.

Muchos libros nos hablan de la humedad y la flema indistintamente, será necesario aclarar y explicar el término "humedad-flema" o también llamado humedad interna (Zhou Xue-Sheng. 2013). Si el pulmón, bazo y riñón funcionan de forma armónica el metabolismo de los líquidos no será perturbado. Sin embargo, cuando existe alguna perturbación en estos zang/órganos se podrá manifestar un trastorno relacionado con la humedad-flema.

Estos zang/órganos se verán afectados por la dieta, (por ejemplo, las dietas que mantienen un desequilibrio crónico del pH). El tabaco, afectara directamente al metabolismo del pulmón, y los factores climáticos pueden estar detrás de estas alteraciones por atacar directamente a estos zang y debilitar sus funciones haciendo que estas se mermen y alteren.

Casi todos los manuales relacionan la función del bazo como co-causante de estas alteraciones. Tenemos que recordar que una de las funciones del bazo es el trasporte y transformación del agua-humedad. Pero esto no es la flema/TAN, por ello creo que tenemos que hacer un estudio profundo sobre la diferencia entre la humedad y la flema/TAN. Por ejemplo, si leemos en profundidad estos textos:

<<*Los síndromes de humedad caracterizados por edema y plenitud están relacionados con el bazo*>>.[22]

<<Los síndromes caracterizados por convulsiones y cuello rígido están relacionados con humedad>>[23]

Como vemos en estos textos antiguos la humedad la relacionan directamente con el zang bazo, pues si este no la metaboliza bien se generarán edemas, hasta aquí todo bien, sin embargo, cuando dice que la humedad genera cuello rígido y convulsiones la cosa ya no esta tan clara. Pues la fisiopatología es radicalmente diferente, tenemos que entender que los clásicos están escritos mucho antes de las modernas teorías de la inmunología, y en ciertos puntos hay errores. Creo que metían todo en el mismo saco, como hoy sucede con la fibromialgia.

Podemos decir según la tradición que hay dos formas de flema/TAN una tangible y otra intangible. La primera la tangible se puede ver, medir y analizar, es decir es accesible los métodos modernos de análisis, sin embargo, la tradición nos hablaba de la flema intangible, que no se podía ver, por lo tanto, era invisible, intangible no tenía forma. Hoy en día eso *no esta tan claro*, sin decir que la MTch este equivocada sí que digo lo que antes no se podía ver hoy en día quizás sí, y estos postulados antiguos se tengan que revisar.

Por ejemplo, se dice que esta puede causar psicosis, demencia etc. Aunque nos duela a los más ortodoxos acupuntores la psicosis y las demencias si se pueden ver. La esquizofrenia se relaciona con alteraciones en los neurotransmisores y diferencias estructurales en el parénquima cerebral. Y qué decir de la demencia, si esta es el Alzheimer no hay duda de que esa flema/TAN la podemos relacionar con las placas seniles que se van formando y la generación de ovillos neurofibrilares[24]. Y así hablaría de todas las enfermedades que hoy las nuevas tecnologías están mostrando.

Es hora de modificar, como sucede en toda ciencia, algunos postulados, sin que eso nos asuste, todo lo contrario. Quizás me equivoque, pero para mí esto es avanzar, como dijo el presidente de la asociación de acupuntores de España en el IV° Congreso Nacional y I° Internacional de PNA, el Dr. Carles Alsina. El TAO es movimiento por lo tanto la medicina china si responde a esta virtud deberá de seguirlo.

Por no hablar de la virología que antes sin lugar a duda se desconocía. Este desconocimiento dio nacimiento a la teoría de los factores climáticos, que es el sustituto antiguo de la nueva microbiología con sus teorías de las cuatro capas y seis meridianos, etc.

Es por ello por lo que primero vamos a profundizar en la teoría tradicional, para luego expandirnos en la relación de esta con la inmunología. Tanto la humedad como la flema/TAN tiene que fluir, si se estanca producirá alteraciones.

<<hay cuatro tipos de retención de líquidos: Tan yin, o retención de líquidos en el tracto gastrointestinal; xuan yin, retención de líquidos en el tórax; zhin yin, retención de líquidos en el diafragma; y yi yin, o retención de líquidos en la región subcutánea>>[25]

Este comentario de la Cámara Dorada de las Enfermedades Diversas, nos habla de la multitud de formas que esta alteración puede tomar. Ahora bien, lo importante es que esta flema/TAN se puede expandir por todo el cuerpo. Según la tradición una vez el líquido se retiene (reacción autoinmune) se puede expandir por todo el cuerpo. Quien mejor que el sistema inmune para esta expansión sistémica, que se da en muchas patologías de este campo. Esclerosis múltiple, Artritis reumatoidea, Enfermedades intestinales. Etc...

Lo más importante es que en todos los manuales tradicionales resaltan lo mismo, *lo difícil* de estos síndromes, es decir cuando la flema/TAN se instaura en el organismo, su eliminación es muy complicada, pues afecta al qi y xue, así como a los líquidos, afectando el correcto funcionamiento de todo el cuerpo, por no hablar de canales y colaterales (meridianos).

La tradición divide los síndromes en; causados por flemas y por retención de líquidos. Es importante esta división, pues de la que hablamos nosotros es de las causadas por flemas/TAN, estos últimos se subdividen en tangibles y no tangibles. Sospecho que hoy como decía ya son tangibles las dos, pues las nuevas tecnologías así lo están corroborando.

En el trabajo del Dr. Zhou Xue-sheng[26] en su tratado de Fundamentos, dice textualmente: *El progreso del síndrome de líquido retenido y flema es extremadamente complicado.* Esto es típico de muchos libros de medicina china, nos describen las cosas y *no* nos las explican ¿Si es extremadamente complicado, por qué no lo explica?. Ahí se queda. Creo que es complicado porque entra de lleno toda la teoría molecular (YIN) del TAN-flema. Esto no es una crítica al Dr. Zhou, todo lo contrario, su trabajo es muy interesante, esto es una crítica a la mayoría de los manuales de MTCh, que solo describen las cosas y no nos las explican.

Se dice que la flema puede transformarse en frío yin y dañar al yang, o permanecer y transformarse en fuego, o bien en sequedad y dañar al yin. Como podemos leer, hemos comentado fuego: el fuego es una manifestación que encaja perfectamente con muchas manifestaciones víricas. Y, también señalamos que afecta al yin, y el yin como sabemos lo relacionamos con el sistema inmune. Sobre esto volveremos más adelante.

Según el Dr.Zhou "varias enfermedades se originan del agravamiento de la flema", y concluye diciendo, que promueve diversos y complicados síndromes.

Otra de las características que casi todos los libros resaltan es su naturaleza persistente y de difícil tratamiento, que eso es lo que todo buen reumatólogo sabe.

Hay otros autores que comentan que: Por otro lado, y de forma más general podemos decir que los chinos llaman Tan (Flema) a toda formación tisular nueva que surge por la acumulación de toxinas y restos de aquellas sustancias ingeridas e insuficientemente metabolizadas que el organismo no es capaz de eliminar a través de los mecanismos fisiológicos de depuración, especialmente del riñón, el hígado y el pulmón, aquí hace referencia a las toxinas. Hablaríamos de cálculos, masas duras y blandas, granulomas, etc.

Posibles líneas de generación de flema/TAN interna:

Fuego de Corazón que se drena por el Intestino Delgado.

Todos conocemos lo importante de la función de la Fase Fuego en MTCh, y en concreto la función de su Zang/órgano. De hecho, es uno de los pocos Zang que tiene un asistente que lo salvaguarda, el notorio Maestro Corazón, también conocido en otros manuales como, "Pericardio", que actúa como coraza protectora. Así y todo, muchas veces por el ritmo de vida excesivamente estresante y fuera de la armonía propia del ser humano, su función de protección queda abolida por los envites de la salvaje vida en las que todos los seres humanos nos vemos inmersos. Esto merma su protección y hace que no se llegue a liberar de ese exceso de Yang que esta vida nos está dando a todos nosotros. Estaríamos hablando sin duda del *estrés* que nos aporta este entorno desmedido y agresivo.

Esta situación lamentablemente nos avoca hacia una producción de Yang interno que generara calor. Lo que la medicina entiende como estrés.

Nos es suficiente observar la punta de la lengua y ver como presenta un color rojo en la mayoría de las personas. Si además, añadimos a toda esta amalgama de estrés una dosis de frustración a la que nos venos expuestos, el Zang de la Madera no tardara en bloquearse, es decir el hígado, y mandar calor hacia el Corazón. Por ello, muchas veces un ataque de calor proveniente del hígado no hará más que añadir leña al fuego, nunca mejor dicho. Y, una cosa es el estrés y otra es trabajar 10 horas y que no te paguen, eso aún es más estresante y ese estrés ante todo es frustrante, es decir, más tóxico y corrosivo. Por algún lado, sin duda, tendrá que salir, y más nos vale que salga por algún mecanismo, pues si no el resultado puede ser desastroso. Hay un libro titulado: El Corazón enfermo, de Carlos Tajer[27], que nos introduce en el mundo de la emoción y el estrés en el sentido del cual estamos hablando. Por ejemplo, nos dice que las emociones negativas y el estrés en los seis últimos meses antes del infarto están más presentes en las personas que han tenido un infarto que en otras. Y han existido eventos duros en estos seis últimos meses [28,29,30]. Y lo más impactante de este estudio es lo que sucede antes del infarto, es decir las horas previas. En estas etapas lo que más se han encontrado en los estudios, es decir en las horas previas al infarto han sido periodos de ira. La ira es la emoción más común (C.Tajer).

Nuestro sistema energético está preparado para que esto no suceda, el maestro corazón o pericardio esta para cumplir esta función de control. Aun así, puede suceder que este calor/estrés sobre caliente al corazón (entendido este desde el paradigma oriental) y ese calor deberá de salir por algún sitio, antes de producirnos un infarto.

Tenemos un corazón ya de por sí de naturaleza caliente, con más yang del permitido. Este exceso de yang tiene que ser evacuado por algún sitio y ese sitio muchas veces es *el Intestino Delgado* (fu acoplado), que actúa como válvula de escape de ese calor. Ese exceso de yang de corazón antes de colapsar el sistema tiene que ser drenado por todos los medios disponibles y, por lo tanto, el fuego de corazón se drena por el Intestino.

En este punto hay que lamentar un ataque de calor al Intestino que irremediablemente generará *calor intestinal*. Este calor intestinal desde el punto de vista occidental es una *inflamación crónica* y latente. Confirma el mecanismo etiológico para un raudal de enfermedades de la era moderna, como; colon irritable, colitis ulcerosa, enfermedad de Crohn, diarreas crónicas, celiaquismo, hasta me atrevería a decir, cáncer de intestinos, entre otras. Solo es el jing (predisposición congénita) el que definirá su sintomatología. Y, señalar la palabra *inflamación,* que como vemos vuelve a salir a la palestra en este libro.

Después de todo lo expuesto y como resumen: el estrés en realidad lo que hace es generar exceso de Yang, y este atacar al Intestino. La pregunta es, ¿qué tiene que ver esto con la flema/Tan?

Expliquemos ahora la función del Bazo y su relación con el Intestino delgado.

Bazo/Páncreas e Intestino Delgado.

El movimiento Tierra, posee una función muy importante, esa función es el *"Trasporte y Trasformación"*, según los diferentes manuales[31] consultados se refiere a lo siguiente:

El Bazo recibe los alimentos del Estómago, absorbe los nutrientes y pasa la esencia a los Pulmones, los cuales la distribuyen por el cuerpo a través de los vasos, para nutrir a los Zang, Fu y a otros tejidos "Cou Li", transformándolos en Qi y Xue. Por tanto, el Ying Qi (Qi nutritivo), el Wei Qi (Qi defensivo), la Xue, los Jin Yeng, son originados por el Bazo. Este mecanismo es mucho más complejo, pero no es mi fin exponerlo ahora aquí, solo hacer notar una cuestión importante que será la que más adelante expondré. Antes también quiero comentar que, el Bazo al igual que con los alimentos, también transforma los líquidos (Jin Ye) para nutrir y humedecer los tejidos.

Los Líquidos restantes, pasan a la vejiga y se expulsan en forma de orina. El equilibrio del metabolismo de los líquidos no depende sólo del bazo, sino que intervienen también los Pulmones, los Riñones y el Sanjiao (Triple Calentador).

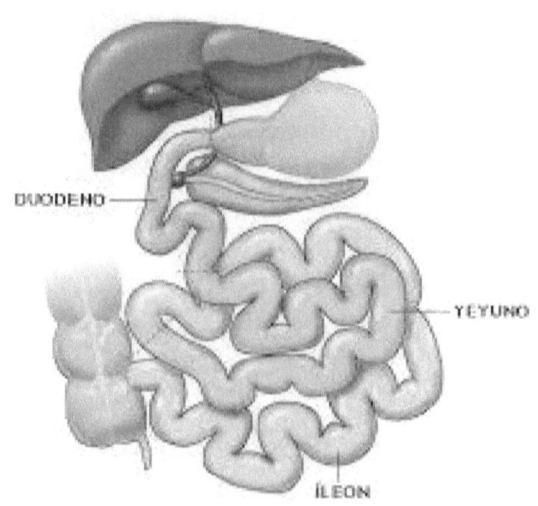

Como vemos la parte que nos interesa es la primera: DUODENO

Una disfunción en el Bazo puede provocar un aumento de peso corporal e incluso obesidad, por exceso de Humedad. Y también quiero comentar que, en manuales de medicina china sobre todo del siglo pasado, por ejemplo, en los trabajos de Soulié de Morant[32] que fue el pionero en introducir la Acupuntura en Europa siempre se habló de Bazo/páncreas. O D.J Susmman[33] en Latinoamérica. Esto es importante, pues en realidad el páncreas es un órgano que encaja mucho con esta realidad descrita por la tradición.

Si reflexionamos un poco, con todo lo expuesto, cualquier biólogo argumentaría comentarios del tipo: "esto a lo que ustedes llaman, *trasporte y trasformación*, nosotros le llamamos *metabolismo"*. "Y eso, de que recibe los alimentos del estómago y los trasporta al pulmón, "GuQi" nosotros lo llamamos digestión". ¿Y quién realiza la digestión según la visión Occidental?: el Estómago y los *Intestinos*, en particular el *Intestino delgado*, que es justo el que pertenece a la fase Fuego.
Y en concreto en la primera porción, el duodeno, que es justo donde el páncreas y los demás órganos hacen su función. Quiero aclarar que la medicina china no está equivocada, lo que sucede es que tiene un modelo de explicación y de entender la fisiología diferente a la occidental, como es lógico y todos sabemos, o debemos saber. Lo que sí que quiero exponer es como al final, las dos formas de ver la realidad lejos de distanciarse coinciden en puntos muy importantes. Si el lector razona, lo que sugiero es que, la función del bazo en cuanto a la digestión de alimentos se refiere, en realidad el órgano es el Intestino, siendo este último el que en última instancia es el mayor responsable de la absorción de los alimentos. Que según la MTCh posteriormente el bazo trasformará en GuQi, lo elevará a la zona del pulmón, generando el Zongqi, éste descenderá hasta los riñones para unirse al yuanqi y formar el Zengqi, y éste nutrir a todos los zang y fu de nuestro cuerpo, a través de todos los canales y colaterales, siendo el promotor del Qi y Xue en general, y de los Jin ye (líquidos) en particular.

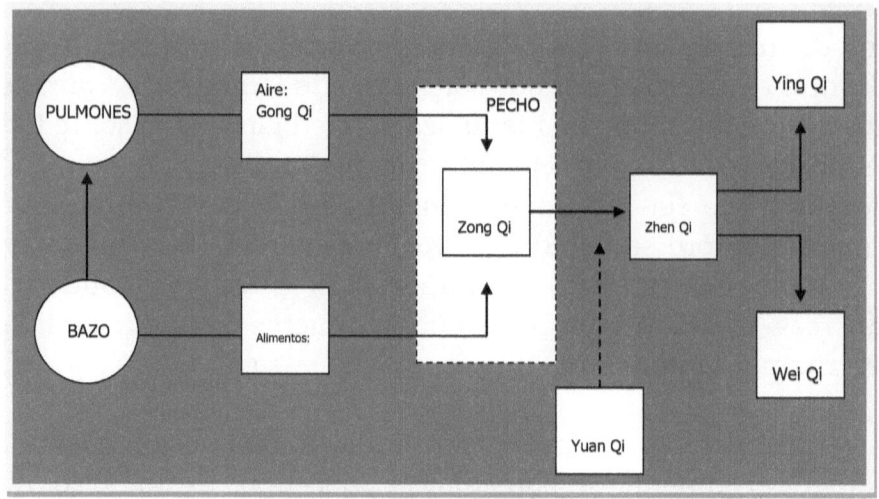

Calor Intestino e inflamación.

Este punto es muy importante, pues es uno de los mecanismos que nos sirven para explicar el cómo se generan patologías relacionadas con la flema/TAN y la inmunidad.

Voy primero a ir recordando varias cosas, la primera, es recordar las funciones del tejido linfoide y en concreto las placas de Peyer[34] que se encuentran en el Intestino delgado, mientras que en el Intestino grueso los ganglios y el apéndice vermiforme.

Las *placas de Peyer*[35] son: cúmulos de folículos linfoides, están en la porción terminal de íleon. Su función es reconocer y absorber antígenos y patógenos y desencadenar respuestas inmunitarias con especificidad a antígeno en la mucosa. Esto lo realizan mediante la inducción de la actividad de linfocitos B comprometidos con IgA. Estas placas se desarrollan tempranamente en la vida fetal, pero se necesita después de haber nacido la estimulación por antígenos para activar los folículos linfoides. El tamaño y el número de estos últimos aumentan hasta la pubertad, luego disminuyen.

Tendremos que hablar de Tolerancia y como esta se altera para entender el proceso final de este mecanismo, que como dice el Dr. Zhou, es muy complicado y en eso no se equivocaba. Pues este calor, se drena y generara compromiso en la función de Tolerancia. Generando ruptura de la tolerancia.

La tolerancia[36].

William Paul[37] define tolerancia como un estado fisiológico en el que el sistema inmune no reacciona destructivamente contra los componentes propios o contra los antígenos que se van presentando, las respuestas son reguladas por una variedad de mecanismos que ocurren durante el desarrollo del sistema inmune y durante la generación de cada respuesta inmune, esto permite incluir a la tolerancia como parte del proceso de la inmunoregulación.

Cuando nuestro sistema inmune "sistémico" mediado por las zang-fu y en concreto por el yin riñón interacciona con un antígeno generara dos posibles respuestas, que como siempre serán yin o yang:
a) una yang, activa, dirigida a la eliminación, y
b) otra yin, pasiva, aceptación del antígeno.

Es la respuesta yin, la tolerante la que nos interesa, pues el SI aprende a no responder en lo sucesivo a esos antígenos, es decir aprender. Este aprendizaje en inmunología se denomina tolerancia inmunológica.

La Tolerancia es fundamental, pues hace que nuestro SI no ataque a nuestras propias células, es decir a nuestros autoantígenos. ¿Pues como sabe el SI que una célula o una proteína es nuestra o no?, gracias a un mecanismo de reconocimiento y tolerancia.

Las propiedades de la tolerancia son[38]:

1) Es específica del antígeno;
2) Es un fenómeno adquirido, de manera igual que el sistema inmune puede responder frente a cualquier antígeno aprende a no responder frente a algunos, es justo aquí donde atribuimos la función yin de memoria; y
3) Los linfocitos inmaduros son más susceptibles a la tolerancia.

Hay varios mecanismos principales que generan y mantienen la torelancia, la deleción (que se desarrolla sobre todo en la vida fetal), la anergia, la supresión y por último la ignorancia clonal. Cada uno se puede manifestar en diferentes zonas corporales, a nivel central; timo o médula ósea para los linfocitos T y B, o periférico dónde entran en juego los órganos linfáticos secundarios y diferentes tejidos.
Tolerancia Oral[39,40]:

Nuestro SI en cuanto a su relación con las mucosas es especial. Se diferencia en ciertos aspectos al SI sistémico, las células inmunitarias de las mucosas[41], especialmente de la mucosa intestinal, están en contacto directo con sustancias antigénicas, es decir, derivadas de la flora intestinal y los alimentos. Recordemos que la mucosa intestinal es la superficie más grande de nuestro organismo en contacto con antígenos externos, aun mayor que la piel. Si nuestro sistema no tolerara muchos de esos antígenos la respuesta inmunológica sería inmensa y descontrolada. Por ello, es necesario un mecanismo que module esta respuesta, por el cual el SI de las mucosas se hace tolerable a los antígenos orales.

Aunque los estudios iníciales indicaron que la supresión es debía a células T-CD8, estudios más recientes muestra que las células T-CD4 también están implicadas y pueden ser las células supresoras principales[42].

Un segundo mecanismo de tolerancia oral que deriva derivado del anterior implica la inducción de anergia de la célula T, la supresión de la célula T o ambas. (Báez).

Ahora volvamos a las placas de Peyer. Los antígenos proteínicos que penetran en esta zona del tejido linfoide son capturaros por células específicas, las células dendríticas (DC) que inducen a las células T especificas a antígeno a sufrir apoptosis[43] (mecanismo destructor) o a diferenciarse en células T supresoras, productoras del factor beta de crecimiento transformador (TGF beta) (mecanismo supresor).

La supresión activa es uno de los mecanismos más importantes para generar tolerancia oral en niños y adultos. Esta se obtiene a dosis bajas y repetidas de autoantígenos, que inducen linfocitos auxiliares TH1 y linfocitos T reguladores (Treg). Estas células migran del intestino hacia los órganos linfoideos y el sistema circulatorio general encontrando y reconociendo el mismo antígeno (o similar) en el órgano blanco (enfermo). Allí estimulan la secreción de TGF-beta, IL4 y IL10. Estas sustancias inhiben el proceso inflamatorio que da origen a la enfermedad autoinmune. Creemos que por este mecanismo es que los lisados inducen tolerancia oral tanto en animales como en pacientes que sufren enfermedades autoinmunes, ya que proporciona dosis bajas y repetidas de fragmentos de autoantígenos.

Además, se ha establecido que las células T supresoras pueden inducir una inhibición de manera inespecífica al antígeno y producen TGF beta y posiblemente otros factores supresores inespecíficos. Este fenómeno recibe el nombre de "supresión espectadora".

Ruptura de la tolerancia y la posible explicación de la generación de flemas/TAN.

El paradigma que reina hoy en día sostiene que la tolerancia se *rompe*, por algún mecanismo *"desconocido"*[44], aunque se cree que es multifactorial. Este estado inicia una respuesta autoinmune, que sin duda es la precursora de la flema/TAN

<<Los procedimientos para tratar enfermedades autoinmunitarias humanas han sido dominadas por el paradigma de que debido a estímulos antigénicos aun desconocidos los linfocitos tolerantes rompen el estado de tolerancia e inician una respuesta inmunitaria. >> Báez.

Por desgracia la consecuencia de esta pérdida de tolerancia será el error de nuestro SI y posterior ataque a autoantígenos propios, como dice Báez: *Los eventos destructivos de tejido son las consecuencias de un proceso inmunitario continuo que ha perdido la característica fundamental de autolimitación debido a la inducción de respuesta de memoria específica para antígenos del huésped.*

Esto genera la flema/TAN que puede atacar a todos los órganos y tejidos del cuerpo. Esto se clasifica como enfermedad autoinmunitaria. Por tanto, la patología de la autoinmunidad comprende una amplia variedad de entidades. La histomorfología también describe una amplia variedad de datos con el común denominador de infiltrados tisulares compuestos por células mononucleares y destrucción tisular.

Será importante señalar aquí y retomar el Calor Intestino e inflamación. La hipótesis que sostenemos es que el calor/fuego es el mecanismo que genera ruptura de tolerancia oral. Pues una de las cosas que puede suceder cuando nuestro sistema intestinal se calienta es la inflamación y aumento de la permeabilidad intestinal[45`46]. Un intestino permeable es la condición que ocurre cuando se desarrollan espacios entre las células (enterocitos) que conforman la membrana que recubre la pared intestinal. Estos pequeños espacios permiten que las sustancias como los alimentos no digeridos, desperdicios metabólicos y bacterias, que debieron ser confinados por el tracto digestivo, escapen y accedan a nuestro medio interno, de ahí el término síndrome de intestino permeable.

Una vez que la integridad de la mucosa intestinal se ve comprometida y haya un flujo de sustancias toxicas "escapándose" a su interior, el cuerpo experimenta un aumento significativo de *inflamación*.

También, el sistema inmunológico podría confundirse y comenzar a atacar a su propio cuerpo como si fuera su enemigo (autoinmunidad). Ruptura de la tolerancia. Muy a menudo, el síndrome del intestino permeable está asociado con la enfermedad de intestino inflamado como Crohn y enfermedad celiaca. Pero incluso algunas personas saludables podrían tener diversos grados de permeabilidad intestinal que conducen a una gran variedad de síntomas de salud.

Flema/TAN 1ra parte de la hipótesis.

Comento lo de 1ra parte de la hipótesis, porque esta quedaría incompleta si a la ruptura de la tolerancia no se añade la agresión de radicales libres que también pueden ser co-causantes de Flema/TAN, por cuestiones genéticas, sexuales, de edad, infecciones virales o bacterianas, reacciones cruzadas con antígenos similares, etc. Excedería los objetivos de este libro abordar todas estas causas, por lo que recomendamos, si tiene interés en ellas, consultar algún libro específico de inmunología o autoinmunidad.

Sostengo que la ruptura de la Tolerancia es "uno" de los motivos de la generación de la flema/TAN. Pues como hemos dejado claro en este capítulo, la humedad descrita por la MTCh es un fenómeno mucho menos complicado y superficial al que estamos abordando en este punto.

La génesis de TAN es un mecanismo complicado, que irremediablemente debe tener una explicación complicada, añadir pues que, la ruptura tolerancia es un mecanismo que participa en parte en ello, esta ruptura se debe como hemos señalado a:

A) fuego de corazón desviado al Intestino. Este fuego es debido a alteraciones emocionales/pasionales. Este punto es importantísimo, pues estamos desarrollando bases teóricas de la medicina psicosomática, o PINE. Aquí la PNA es donde encuentra muchos puntos a desarrollar en cuanto a su terapia. Pues el Shen en última instancia participa en estos procesos.

B) recordemos que hay alimentos que generaran *calor en los intestinos*, como el alcohol, el café, los picantes, los cereales refinados, las harinas refinadas, los dulces refinados, verduras solanáceas, frutas excesivamente dulces (Yasmina C.Crespo), por otro lado ciertos fármacos como antiinflamatorios, antibióticos, quimioterápicos etc.. .

El punto A) y B) no son excluyentes, sino todo lo contrario sinérgicos.

Propuesta terapéutica

Debido a esta inespecificidad a antígeno, la tolerancia oral inducida por la ingestión de un antígeno puede conducir a la supresión de respuestas contra un segundo antígeno administrado parenteralmente, si el antígeno oral se administra de nuevo con el antígeno parenteral. Esta supresión puede permitir en teoría que se suprima una reacción inmunitaria patológica mediante la inducción de tolerancia oral con un antígeno irrelevante para esa reacción siempre que, como es obvio, las células supresoras inducidas por dicho antígeno puedan unirse al sitio apropiado.

La inducción de tolerancia oral se evalúa en la actualidad como un posible tratamiento para ciertos estados autoinmunitarios. El procedimiento consiste en administrar un antígeno pertinente (como el de colágeno a aquellos con artritis reumatoidea o el de la proteína básica de mielina a aquellos con esclerosis múltiple) **por vía oral, con el objetivo de inducir células T supresoras** que puedan migrar a los tejidos implicados y secretar sustancias inespecíficas supresoras de antígeno que inhibirían el proceso patológico.

El Dr. Cointry ha fue el primero en plantear que los hidrolizados de proteínas inducen tolerancia oral en pacientes con patologías autoinmunes.

Es por este motivo que si como sostiene el Dr. Cointry los lisados pueden inducir la tolerancia oral, esta sería mucho más probable en un terreno estable, es decir, que el paciente no presentara ningún patrón neuroinmunoendócrino activo, por ello, la propuesta en este sentido en este trabajo sería la siguiente:

1ro determinar la enfermedad autoinmune que el paciente presenta.

Hay diversos tipos de **enfermedades** autoinmunes que pueden afectar a diversos órganos y sistemas en el cuerpo. Hay casi 80 tipos de enfermedades autoinmunes. Mientras que algunas como la tiroiditis de Hashimoto es muy común, otras son más raras. A continuación, presento el trabajo resumen del Dr. Ananya Mandal[47].

Enfermedades Autoinmunes que afectan a sistemas múltiples del órgano
Lupus Eritematoso Sistémico (SLE) – esta es una enfermedad auto-inflamatoria crónica. Se ve generalmente en las mujeres. Las pruebas diagnósticas son generalmente positivas para los anticuerpos contra las proteínas nucleares incluyendo la DNA y el ARN nucléicos. Algunos de los disparadores de brotes incluyen infecciones virales y la tensión.

Los Desordenes Autoinmunes Detectados causados por la infección del Virus de Inmunodeficiencia (HIV) Humana también se consideran. La Infección con el VIH causa la destrucción del sistema inmune que lleva a dañar a varios sistemas y tejidos del órgano.

Enfermedades Autoinmunes que afectan a los ojos

Uveitis anterior Aguda – ésta es la enfermedad inflamatoria más común del iris de los ojos. Hay una asociación genética fuerte con HLA-B27.

El Síndrome de Sjögren – una enfermedad autoinmune en la cual el sistema inmune daña las glándulas que producen húmedad, tal como las lágrimas y la saliva.

Articulares

Espondilitis Anquilosante – esta es una forma común de **artritis** crónica, inflamatoria que es causada por patología autoinmune. Afecta a las articulaciones de la espina dorsal y las sacroiliacas de la pelvis produciendo dolor severo, deformidad e incapacidad.

Artritis Reactiva o el Síndrome de Reiter – usualmente activada por una infección. Hay tres síntomas clásicos de esta condición incluyendo la artritis inflamatoria de articulaciones grandes (más común en rodillas y espalda), inflamación de los ojos con conjuntivitis o uveitis y presencia de uretritis en los hombres (inflamación uretral) o cervicitis (inflamación cervical) en mujeres.

Artritis Reumatoide – esto es un desorden autoinmune que afecta a los tejidos en las articulaciones. Lleva al daño severo del cartílago en las articulaciones que llevan a la inflamación. Otros órganos tales como pulmones, pericardio, pleura, y la esclerótica de los ojos pueden también ser afectados.

Enfermedades Autoinmunes que afectan a glándulas endócrinas específicas.

Diabetes mellitus tipo I – aquí los autoanticuerpos afectan y atacan a las células beta que producen insulina en el páncreas que lleva a la deficiencia severa de falta de insulina. La falta de insulina lleva a que la glucosa aumente en sangre y en orina.

Pancreatitis Autoinmune – ésta es una condición inflamatoria que afecta al páncreas.

21 – Deficiencia de la Hidroxilasa – esta condición afecta a las glándulas adrenales. Esta condición lleva a un exceso de la producción de andrógenos, que son hormonas sexuales masculinas.

Tiroiditis Autoinmune – esta condición lleva a la inflamación de las células tiroideas, que son su blanco. Esto produce la destrucción de la tiroides.y produciendo hipotiroidismo con el tiempo dependiendo la actividad de la enfermedad. La tiroiditis Crónica o la enfermedad de Hashimoto puede darse en cualquier edad, pero a a menudo es común entre las mujeres de mediana edad.

Enfermedad de Grave (hipertiroidismo) – es una enfermedad autoinmune de la glándula tiroides que lleva a una glándula tiroides hiperactiva.

Enfermedades Autoinmunes que afectan a la piel

Esclerodermia – este tipo de desorden autoinmune afecta comúnmente a los tejidos conectivos de la piel, los vasos sanguíneos, los músculos, y los órganos internos. La enfermedad afecta generalmente a mujeres entre las edades 30 y 50 años.

Dermatomiositis – esta condición da lugar a la inflamación de músculos y da una erupción de piel. Puede afectar a personas con **cáncer** de pulmón, abdomen o de otros órganos.

Psoriasis – esto es una enfermedad de la piel que tiene componente inmune. Hay producción excesiva de nuevas células por debajo de las capas de piel.

Vitiligo – esta condición las células que dan el pigmento a la piel (melanocitos) son destruidas, produciendo «parches» decolorados blancos en la piel.

Alopecia areata: cuando el sistema inmune ataca los folículos de pelo o las raíces del pelo.

Enfermedades Autoinmunes que afectan a los nervios

Esclerosis Múltiple – ésta es una enfermedad autoinmune que afecta al cerebro y a los nervios. Las células autoinmunes causan daño a la vaina de mielina que actúa normalmente como el revestimiento protector que rodea las células nerviosas. Esta enfermedad es muy grave y la medicina convencional no tiene solución para la misma. los pacientes terminan en una silla de ruedas, ciegos, mudos, etc.

Miastenia Grave – en esta condición el sistema inmune ataca los nervios y los músculos que llevan a una debilidad severa.

Enfermedades Autoinmunes que afectan a la sangre y a los vasos sanguíneos

Poliarteritis Nodosa – esta es una enfermedad autoinmune severa que afecta a las arterias pequeñas y medianas que se inflaman y se dañan. El riesgo de esta condición aumenta con la hepatitis b y las infecciones de C.

Síndrome del anticuerpo del Antifosfolípido que produce daño en los vasos sanguíneos

Anemia Hemolítica – este tipo de anemia se produce cuando las células inmunológicas destruyen a los glóbulos rojos.

Púrpura trombocítica Idiopática (ITP) – esta causa daño a las plaquetas de sangre que son esenciales para la formación de coágulos de sangre.

Enfermedades Autoinmunes que afectan al sistema gastrointestinal

Hepatitis Autoinmune – este tipo afecta al hígado cuando las células inmunes del cuerpo (glóbulos blancos) atacan a las células del hígado. Hay una predisposición genética para esta condición. La hepatitis Autoinmune afecta a 1-2 personas por 100.000 por año y afecta mucho más a menudo a las mujeres que a los hombres (el 70%).

Enfermedad Celiaca – cuando los intestinos reaccionan a las comidas que contienen el gluten (Ej.. trigo).

Síndrome del intestino irritable (SID) – esta condición lleva a la inflamación severa y crónica del aparato digestivo. La enfermedad de Crohn y la colitis ulcerosa son las formas más comunes de SID.
Cirrosis biliar Primaria – en esta condición el sistema inmune destruye despacio los conductos biliares del hígado en forma lenta.

2do determinar el lisado.

Una vez sabemos que enfermedad presenta (diagnostico medico) deberemos presentar el péptido adecuado.

Ver capítulo 3.

Una dosis diaria, por las mañanas con un poco de agua en ayunas.

Durante seis meses.

Y evaluar después situación.

3ro controlar la inflamación con marcadores somáticos.

Como sabemos en la actualidad[48], hay varias líneas de investigación, han comenzado a adjudicar a las citoquinas pro-inflamatorias un papel importante, en ciertas patologías tanto cerebrales, como cardiacas y en estos últimos tiempos conductuales, sobre todo en la génesis de la depresión. En el área de la patología autoinune e incluso oncológica deberemos siempre actuar en el proceso inflamatorio.

En palabras del Dr. Bryan Leonard[49]: *Muchos de los cambios del comportamiento observados en la depresión puede ser simulados por tres citoquinas **pro-inflamatorias: IL-1. IL-6 y Factor de Necrosis Tumoral Alfa,** que puede producir su impacto en el cerebro activando la ciclo-oxigenasa (enzima clave en el desencadenamiento de la cascada inflamatoria), la síntesis de óxico nítrico (ON), y la liberación de CRF (Factor de liberación de la corticotrofina).*

Las evidencias en la hipótesis inflamatoria a favor, se observa en que las drogas antiinflamatorias no esteroideas, retrasan la progresión de la enfermedad al igual que los ácidos Omega-3 que son antiinflamatorios.

Lla activación del nervio vago y su reflejo antiinflamatorio sería una buena vía de abordaje. Pues la acupuntura y la auriculoterapia lo pueden modular.

En los trabajos de Cristina V. E, se señala que, aunque la acupuntura se utiliza ampliamente en Medicina Tradicional China para el tratamiento de diversos trastornos de órganos internos, sus mecanismos biológicos subyacentes son desconocidos en gran parte, y es en esa parte donde debemos de empezar a trabajar. En su trabajo se investigó la participación funcional de la estimulación de acupuntura (EA) en la regulación de las respuestas inflamatorias. La producción de TNF-α en suero de ratón, inducida por la administración de lipopolisacáridos (LPS), se redujo tras el uso de acupuntura manual en el **36E**.

En el bazo, los valores de TNF-α ARNm y proteínas también disminuyeron tras realizar AM y se recuperaron tras neurectomía esplénica y vagotomía. Tras la administración de lipopolisacáridos (LPS) y electroacupuntura (EA), se indujo la producción de c-Fos, en el núcleo del tracto solitario (NTS) y en el núcleo motor dorsal del nervio vago (NMDV) y se incrementó aún más por la administración focal de CNQX, el antagonista de los receptores de AMPA, y la administración de PPADS, un antagonista purinérgico.

Los valores de TNF-α en el bazo disminuyeron tras el tratamiento con CNQX y PPADS, lo que implica la participación de inhibidores de la actividad neuronal en el complejo nuclear dorsal del vago. En los animales no anestesiados, tanto la AM como la EA generaron la inducción de c-Fos en las neuronas del NMDV. Sin embargo, solo la AM, fue eficaz en la disminución de la producción esplénica de TNF-α.

Estos resultados sugieren que los efectos terapéuticos de **la acupuntura pueden estar mediados en los órganos internos, a través de la modulación vagal de las respuestas inflamatorias.**

En otro trabajo en este caso Alberto Perez Sanmartín[50] se concluye que la estimulación mediante acupuntura del punto 36E *(Zusanli)* produce efectos beneficiosos en patologías inflamatorias tanto del tracto digestivo como del **resto del cuerpo** a través de unos mecanismos no del todo bien conocidos.

La estimulación de 36E *(Zusanli)* es capaz de **reducir citocinas proinflamatorias.**

Por otra parte, la estimulación del nervio vago es capaz también de reducir estas citocinas a través de la "vía parasimpática antiinflamatoria".

Artículos recientes demuestran que la electroacupuntura de 36E *(Zusanli)* vehiculizada a **través de fibras del nervio ciático** es capaz de activar centros troncoencefálicos y hacer descender información hasta las glándulas suprarrenales a través de fibras del vago.

El efecto antiinflamatorio así conseguido se basa en la liberación del neurotransmisor dopamina y activación de su receptor tipo D1 en las suprarrenales. El conocimiento de este mecanismo abre las puertas a la utilización potencial de la estimulación de puntos concretos del cuerpo para controlar un proceso inflamatorio.

Es por este motivo por el que en toda patología autoinmune vamos a usar el punto 36E, siempre asociado al lisado adecuado con la patología autoinmune.

36E + Lisado Asociado.

Esta asociación es muy importante, pues por si solo el 36E podría estimular la respuesta inmune y ser contraproducente, pues, como sabemos la respuesta inmune en la patología autoinmune es normal, lo anormal es que ataca al propio organismo, por ello, el hecho de estimular el 36E puede ser contradictorio si no se une al lisado.

4to modulación de patrón

Sin duda, para que todo esto funcione correctamente, el acupuntor deberá de haber evaluado correctamente el patrón, y desde esa modulación correcta todo lo demás tendrá sentido, si esto no esta correctamente desarrollado, el tratamiento no podrá modular el proceso sistémico, pues estaremos abordando los síntomas no las causas.

Resumen.

36E + Lisado + Modulación del patrón.

6 meses de tratamiento.

2 sesiones de acupuntura por semana.

Bibliografía.

[1] Carlos L. Villar. (1897). Tesis doctoral. Y "Comunicación científica año 1901". Extraído del libro: Razón y ser de los hidrolisados proteicos sus aminoácidos y cadenas peptídicas.

[2] Carlos L.Villar. (1999) La lisadoterapia. Sociedad Argentina de Lisadoterapia.

[3] G.Maciocia (2013). Fundamentos

[4] Moltó Ripoll. (2018). Acupuntura Científica basada en la PNIE" Editorial Letreame.

[5] Instituto Sucesores Alfredo Villar. (2010).": Razón y ser de los hidrolisados proteicos sus aminoácidos y cadenas peptídicas". Villar lab.

[6] Vademécum, Biolisa.

[7] Moltó Ripoll (2019) Fundamentos de Medicina China Tradicional. Editorial PNA.

[8] Porges (2015). La teoría polivagal. P

[9] Moltó Ripoll (2020) Acupuntura y autismo. Ediciones PNA.

[10] Juan Pablo Moltó (2018) Psiconeuroacupuntura e inmunología. Editorial PNA

[11] Alfredo Embid. (1993) Acupuntura-Moxibustión e inmunidad. Natura Medicatrix. nº34

[12] Efectos que se obtienen con distintos métodos de Moxibstión en las funciones inmunológicas del organismo hurmno. GuiJinshui, Y. Hua, X. Minghai Instituto de Acupuntura y Meridianos, Shanghai, (R.P. China). • Observaciones inmunológicas sobre los efectos obtenidos utilizando Moxibustión en los puntos habituales, en personas de edad. Su o Meifang y col. Facultad de MTC de Changchun, Hospital Militar de Jilin, (RP_ China). • Efectos de la Moxibustión sobre la inmunocapacidad celular de los ratones gamma-irradiados, Dou-Mong Hau y col. Facultad de MTC de Taichung, Instituto de Radioterapia, Univesidad de Tsing Hua, Hsinchu, Taiwan, • Estudio de la Moxibustión en ratas con VHFE. Zhaoliang Tang. Instituto de Acupuntura y Meridianos. FacultaddeAnhuideMTC.Hefei (R.P. China). • Acupuntura y epidemia de Sida, Reflexión en torno al tratamiento de 200 pacientes durante cuatro años. Naorril Rabinowitz. Nueva York • Informe de dos casos de Sida tipo B tratados con Acupuntura. Lei Yi. Melbourne, Australia. • Posible tratamiento del sida con Acupunturaa la luz de los estudios de InmunologícChen Haping. Shangai (R.P. China)

[13] Dr. Cheng Bai Hua. Director de la Sociedad China de Acupuntura Experimental, Segunda Facultad de Medicina de Shanghai, (R.P. China).

[14] Estudio de los efectos inmunológicos de la Acupuntura--Moxibustión y sus mecanismoálr. Chen Hanping, Instituto de Acupuntura y Meridianos, Facultad de MTC de Shanghai (R.P. China)

[15] Estudios sobre los efectos antiinflamatorios de la Acupuntura.Bi She, Xiu Jingxing, Gao Ji-Yuan, Li Shanrriln, Wang Shufen

[16] Acupuntura: actividad de las células destructo1·as naturales y nivels de inmunoglobulinas Yang Mabel y col. Departamento de Fisiología y Patología, Facultad de Medicina, Hong Kong.

[17] Técnica para tratar enfermedades inflamatorias con Láser, Observación terapéutica en 197 casos. Ye Tingguang. Lanzhou Me-dica! College.Gansu (R.P. China)

[18] R.King, C.Tuthill (2016). Immune Modulation with Thymosin Alpha 1 Treatment. Vitamins and Hormones, Volume 102

[19] Weller, F. E., Shah, U., Cummings, G. D., Chretien, P. B., & Mutchnick, M. G. (1992). Serum levels of immunoreactive thymosin alpha 1 and thymosin beta 4 in large cohorts of healthy adults. Thymus, 19, 45–52. I

[20] Jevremovic, M., Kartaljevic, G., Jelusic, V., Vodnik, T., Pesic, M., & Filipovic, S. (1997). Determination of thymosin alpha 1 with enzyme-immunoassay in colorectal cancer patients. Archive of Oncology, 5, 193–194.

[21]Dres. BÁEZ, Antonio Guillermo; FELDMAN, Sara; COINTRY, Gustavo. "XXXI Jornadas Anuales de la Asociación Argentina de Alergia e Inmunología Clínica y el XI Congreso del Cono Sur de la Sociedad Latinoamericana de Alergia, Asma e Inmunología."

[22] Las cuestiones sencillas, Debate sobre a teoría Más Importante y Abstracta.

[23] Idem.

[24] Tiraboschi P, Hansen LA, Thal LJ, Corey-Bloom J (June 2004). «The importance of neuritic plaques and tangles to the development and evolution of AD». *Neurology* 62 (11): pp. 1984–9

[25] La cámara dorada de las enfermedades diversas.

[26] Zhou Xue-sheng. (2010). "Fundamentos". Peoples's Medical Publishing House.

[27] Carlos Tajer (2008):"El Corazón enfermo" Editorial Libros del Zorzal.

[28] Rahe,R. Arajärvi H. Arajärvi S. Et al. (1976)."Recent life cjanges and coronary heart disease in East versus West Finland". Journal of Psychosomatic Research. 20:431-7

[29] Byrne,D & Whyte,H (1980)."Life events and myocardial infarction revisited". Psychosomatic Medicine. 42:1-10

[30] Lundberg, U. Theorell, T & Lind E. (1975). "Life changes and myocardial infarction: individual differences in life changing scaling". Journal of Psychosomatic Research. 19:27-32

[31] Wang Hongtu, Canon de la medicina interna de Huang Di (1999), editorial nuevo mundo. Ted j Kaptchuck, una trama sin tejedor (1995), libros de la libre de marzo. J.L.Padilla, fisopatología y tratamiento en MTC, (1989) miraguano ediciones. Primer congreso internacional de MTC, enseñanza y fitoterapia (1993) facultad de medicina tradicional china de Pekín. C, Skolpalik, F Marmori. Tomo I, curso de medicina tradicional china, (1993), Edita escuela superior de medicina tradicional china. C, Skolpalik, F Marmori. Tomo II, curso de medicina tradicional china, (1993), Edita escuela superior de medicina tradicional china. C, Skolpalik, F Marmori. Tomo III, curso de medicina tradicional china, (1993), Edita escuela superior de medicina tradicional china. Medicina interna, (1997) fundación europea de medicina tradicional china. Clásico interno del emperador amarillo, Preguntas sencillas, Huang-di Nei-jing Su-we, Beijing, (1963) ediciones del pueblo. Chamfrautl & Nghuyen Van Nghi, Traitè de Médicine chinoise, (1964) editions Coquemard-Angoulème. Huang Ming Tang, Acupunture points, China literature publicacions. Fitoterapia China con plantas Occidentales. Juan Pablo Moltó Ripoll y Josep Colonques, Edita Dilema. Cáncer su Tratamiento con Acupuntura y Psiconeuroacupuntura. Juan Pablo Moltó Ripoll, Edita Dilema. Los Fundamentos de la Medicina China Giovanni Macciocia. Edita. Aneid Press. Teorías básicas de la Medicina tradicional China. Universidad de Bejing. El Gran Libro de la Medicina China. Li Ping. Edita. Mr. The Channels of Acupunture. Giovanni Macciocia. Edita. Elsemer. Fundamentos de Acupuntura y Moxibustión de China. Ediciones en Lenguas Extranjeras Beijing. Medicina China. Tom Williams. Edita. Tikal. El Gran Libro de la Medicina China. Wong Kiu Kit. Edita. Cuadernos de Acupuntura 1. Introducción, bases e historia de la MTC. Varios autores (G6). Edita. Dilema. Fundamentos de Acupuntura.G. Stux. B. Poweranz. Edita. Springer.

[32] George Soulié de Mornat. (1957)."Acupuntura". Panamericana.

[33] D.J.Susmman. (1993)."¿Qué es la acupuntura?".Kier.

[34] Kelsall BL, Strober W. (1996): "Distinct populations of dendritic cells are present in the subepithelial dome and T cells regions of the murine peyers patch". J Exp. Med.

[35] Neu Josef, MD. (director huésped): CLINICAS DE PERINATOLOGIA. Gastroenterología neonatal. McGraw Hill Interamericana. México. 1996 Vol 23 No.2 Pág 159 - 274

[36] Guillermo Baez. A. (1999): "Inducción a la tolerancia inmunológica para el tratamiento de enfermedades autoinmunitarias". UNR. MONOGRAFIA-CATEDRA INMUNOLOGIA –Universidad Nacional de Rosario.

[37] William E. Paul (2014). " ENDLESS FASCINATION". ANNUAL REVIEW OF IMMUNOLOGY 2014;32:1-24.

[38] William Paul.(1998):"Fundamental immunology".

[39] Weiner HI.Friedman A, Miller A. (1997): "Et oral tolerance.J Tnmunol".

[40] Julia V, Rassoulzadegan M, Glaichenhaus N.(1996):" Resistance to induced by tolerance to a single antigen". Science.

[41] Warren Strober, MD. E Ivan J. Fuss, MD.)1998): Sistema inmunitario de las mucosas. 9na. edición en Ingles- Inmunología básica.

[42] Triplett EL(1987). On the mechanism of inmunologic self reconnition. J Inmunol.

[43] Lenardo M.(1991);" Interleukin-2 programs mouse ab T lynfocytes for apoptosis". Nature

[44] Oldstone MB: Molecular mimicry and autoinmune diseas.

[45] Bjarnason I., MacPherson A., and Hollander D (1995): "Intestinal permeability: an overview. Gastroenterology" (1995) 108: 1566

[46] Cox MA, Igbal TH, Lewis KO, Cooper BT. (1997): "Viewpoints in Intestinal Permeability. Gastroenterology" 112 : 669 – 673

[47] http://www.medicinaintegralnatural.com/lista-de-enfermedades-autoinmunes/

[48] Juan Pablo Moltó (2019) "Acupuntura, Inflamación y Conducta" Ediciones PNA

[49] Bryan Leonard (2003). Estrés, citoquinas y depresión. "Simposio Internacional de la Asociación Mundial de Psiquiatría". Córdoba. Argentina.

[50] Alberto Perez Sanmartín. (2015). El 36 de Estómago "punto maestro de la inmunidad". https://www.sciencedirect.com/science/journal/18878369

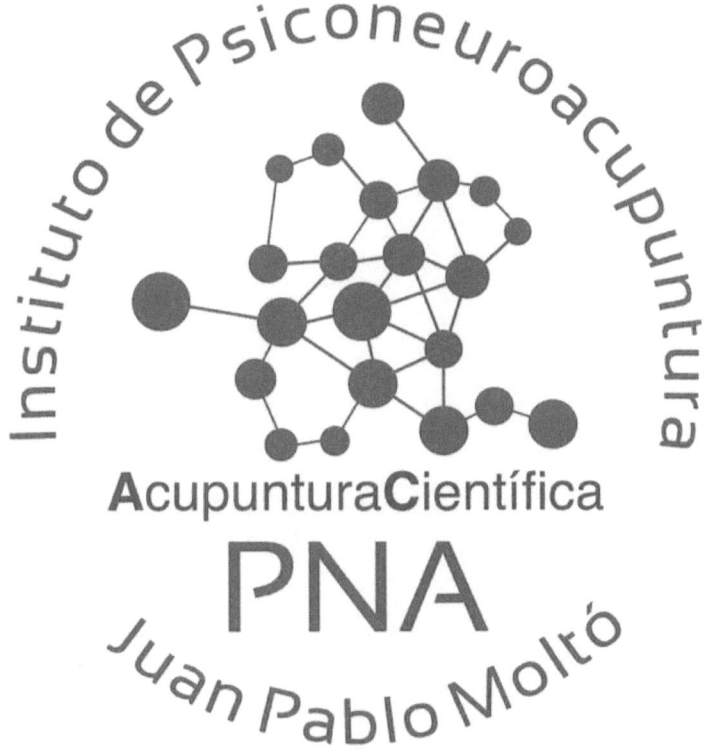

Contacto con el autor:
WAPP +34 607 86 10 99
www.acupunturacientifica.com
www.investigadoresacupuntura.com
direccion@psiconeuroacupuntura.com

Obra terminada el: 20 agosto 2020.
Instituto Internacional de Acupuntura científica y ciencias de la acupuntura.
País Valenciano 108. Cocentaina (Alicante)España